Lebens
Schritte

Buchreihe **Selbstvertrauen**

Die Autorinnen

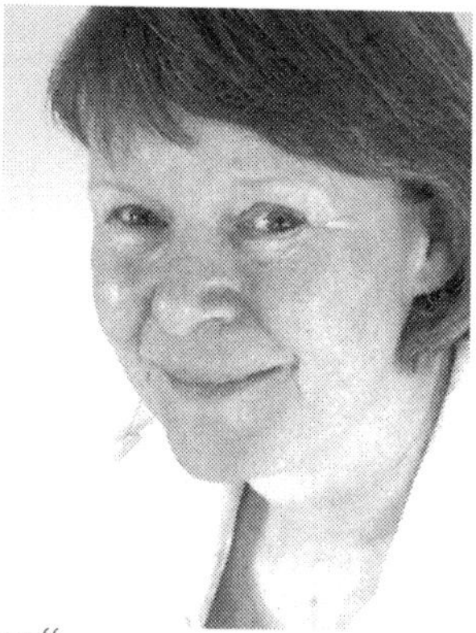

Susann Sontag ist Heilpraktikerin für Psychotherapie, Diplom Ernährungsberaterin und psychologische Beraterin. Sie hat ihr erstes Buch 2010 veröffentlicht: „Wenn das Leben auf den Magen schlägt".
Dieses erfolgreiche Buch ist seit 2013 vergriffen und wurde nun vollständig überarbeitet und unter dem Titel „Was Ihr Bauch Ihnen sagen will" neu veröffentlicht. Es gliedert sich ein in die Buchreihe „Selbstvertrauen".
Diese Buchreihe ist als Selbsthilfe-Ratgeber-Buchreihe konzipiert. Drei Bücher beleuchten das Thema **Selbstvertrauen** aus unterschiedlichen Perspektiven.

Mehr Info finden Sie hier:
www.selbstvertrauen-info.de
www.selbstwert-info.de

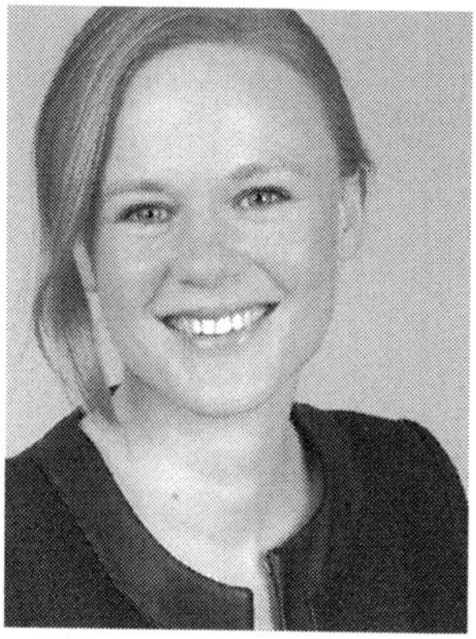

Katrin Sontag ist Kulturwissenschaftlerin, Coach und Organisationsberaterin. Als Co-Autorin war sie sowohl an der ersten Ausgabe als auch an dieser Überarbeitung beteiligt.

www.crisp-clear-consulting.de
www.crisp-clear-coaching.de

Susann Sontag
Katrin Sontag

Was Ihr Bauch Ihnen sagen will

Ganzheitliche Selbsthilfe bei Magen- und Darmerkrankungen

Ein Lese- und Übungsbuch zur ganzheitlichen Selbsthilfe,
wenn Magen und Darm streiken –
mit großem Rezeptteil, Glossar, hilfreichen Adressen

Lebens Schritte

Buchreihe **Selbstvertrauen**

LebensSchritte Verlag
Zargleben 3 A
29487 Luckau

www.lebensschritte-verlag.com

Umschlaggestaltung, Satz und Lektorat: ebokks, Braunschweig
Zeichnungen: Corinna Rindlisbacher
Umschlagmotiv: © pixelrobot – fotolia.com
Druck und Bindung: Amazon Distribution GmbH, Leipzig

ISBN: 978-3-945494-03-5

Dieser Titel ist auch als eBook erhältlich.

Haftung

Dieses Buch ersetzt keinen Arzt und auch keinen Therapeuten. Sollten Sie therapeutischer und/oder ärztlicher Hilfe bedürfen, dann wenden Sie sich bitte zuerst an Ihren Arzt/Ihre Ärztin, an Ihren Therapeuten/Ihre Therapeutin und sprechen Sie mit ihm/ihr. Weder Autorinnen noch Verlag können für in diesem Buch gemachte Angaben Gewähr übernehmen. Auch wenn jede der Übungen, jede Empfehlung in der Praxis erarbeitet wurde und mit Klienten erprobt wurde, so reagiert doch jeder Mensch einmalig. Es bleibt in Ihrer alleinigen Verantwortung als Leser/als Leserin, jede der gemachten Angaben Ihrer eigenen Prüfung zu unterziehen. Auf die geltenden gesetzlichen Bestimmungen weisen wir ausdrücklich hin.

Heilung braucht Mut,
mit sich selbst immer wieder neu zu beginnen.
Susann Sontag

Inhalt

Einleitung

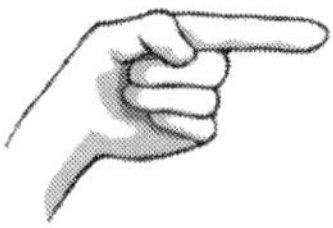

Finde deine eigene Heilkraft

Wie lebe ich?

Körper, Geist und Seele bilden eine Einheit. Diese Einheit ist ähnlich einem dreibeinigen Schemel. Man sitzt bequemer, wenn alle 3 Beine gleich lang sind. Ist eines der Beine zu kurz, wird das Ganze schnell zu einer Rutschbahn. Heilung bedeutet, wirklich bequem zu sitzen im eigenen Leben. Mir wurde in einer eigenen schweren Krankheit und dem darauffolgenden Heilungsweg bewusst, was das bedeutet. Als Ernährungsberaterin und Heilpraktikerin für Psychotherapie durfte ich bei vielen Patienten mit unterschiedlicher Magen-Darm-Symptomatik miterleben, welche große Heilkraft in einem ganzheitlichen „Ja" zum eigenen Leben liegt.

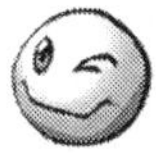

Ein ganzheitliches „Ja" zum eigenen Leben, so wie es jetzt ist, ist eine große Heilkraft.

Meine Tochter und ich hatten 2010 ein erstes Buch herausgegeben, „Wenn das Leben auf den Magen schlägt". Dieses Buch war ab Oktober 2013 vergriffen und aufgrund der vielen Nachfragen an mich persönlich haben wir dieses Nachfolgebuch geschrieben. Es übernimmt in weiten Teilen den Inhalt des ersten Buches, ergänzt und überarbeitet zum Stand von 2014. Der Dialog mit meiner Tochter, so wie ihre kritischen und bohrenden Nachfragen machten es möglich, die häufig sehr komplexen Zusammenhänge klarer und transparenter darzustellen. Unser Ziel war es, ein leicht lesbares, vom Umfang her eher kleines Buch zu schreiben, das dennoch ein kraftvoller Begleiter für Sie, liebe Leserin, lieber Leser, sein kann und will. Sehr gerne sind wir mit unseren Lesern in Kontakt: info@lebensschritte.com

Meine eigene Krankheitsgeschichte begann damit (dachte ich damals), dass ich innerhalb weniger Wochen 8 Kilo verlor und mich körperlich am Ende fühlte. Zunächst wurde eine tropische Sprue diagnostiziert und mit starken Medikamenten behandelt. Meinen betreuenden Ärzten gelang es zwar, mich stabil zu halten, aber einen Weg aus der Krankheit heraus konnten sie mir nicht aufzeigen. Ganz langsam wurde für mich immer klarer, dass es sich nicht um „die Krankheit" drehte, sondern dass es sich um *mich* drehte, und die beiden Kernfragen waren:

1. Wie lebe *ich*?
2. Wie nehme *ich* meine Krankheit wahr?

Mit einer Diagnose wie z. B. „Sprue" oder „Diabetes" nach Hause zu gehen, hat oftmals Angst zur Folge. Viele meiner Patienten fühlen sich an ihre Diagnose „ausgeliefert" und haben selber meist eine andere Wahrnehmung der Situation. Diese Selbstwahrnehmung der Krankheit hat mit der medizinischen Diagnose nur wenig zu tun. So fühlt sich der Betroffene müde oder vergiftet, er fühlt sich gelähmt, er fühlt sich durchsichtig, er fühlt sich vom Leben an den Rand gedrängt oder verzweiflungsvoll unentschlossen, er fühlt sich überfordert und lustlos, ihn nervt sein Alltag oder er weiß nicht, wo er die Kraft für den nächsten Tag hernehmen soll. Hinter diesen individuell unterschiedlichen Krankheitswahrnehmungen versteckt sich die Frage „Wie lebe *ich*?". Diese Frage begann bei mir selbst und beginnt bei fast jedem meiner Klienten ein Eigenleben zu führen. „Was zeigt die eigene Krankheitswahrnehmung auf?"

Wir lassen Ihnen hier eine Seite frei, um sich Ihre Gedanken zu diesen Fragen zu notieren:

1. Wie nehmen Sie Ihre Krankheit wahr, wenn Sie einmal alle medizinischen Fachbegriffe und Diagnosen beiseite lassen, wenn Sie nur Ihr Gefühl sprechen lassen?
2. Was zeigt Ihnen Ihre eigene Krankheitswahrnehmung auf?
3. Wie leben Sie?

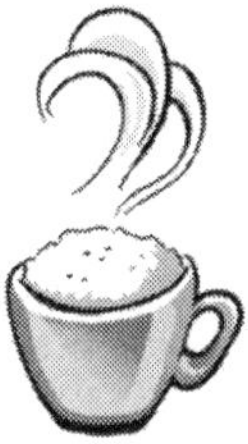

Ernährungsberatung ist Lebensberatung

Die Frage, die mich besonders bewegte, „Wie lebe *ich*?“, begann ein Eigenleben zu führen und brachte mich Schritt für Schritt in meinen eigenen Lebensrhythmus und in das Vertrauen, dass mein eigener Rhythmus gut für mich war. Mein eigener Rhythmus war sehr viel langsamer als z. B. der meines Mannes. Ich brauchte viel Zeit und auch persönlichen Raum für mich. Ich spürte auch, dass ein enger Terminkalender mir nicht guttat, und gewöhnte mir über die Jahre an, nur so viele Termine zu vereinbaren, wie ich ohne Terminkalender locker und entspannt überblicken konnte. Mit diesen vielen kleinen Schritten in meinem Alltag hin zu meinem eigenen Lebensrhythmus kam die Heilung aus einer Krankheit, die aus schulmedizinischer Sicht nicht heilbar war.

In meinen Ernährungsberatungen beginne ich bei dem Lebensalltag des Menschen, der mir gegenübersitzt. Ich betrachte Ernährung nicht isoliert, sondern eingebunden in den Lebensalltag meiner Klienten. Ernährungs- und Verdauungsprobleme haben ihre Wurzeln in einer Vielzahl von Faktoren, die in diesem Buch beleuchtet werden. Bei fast allen meiner Klienten zeigt sich ein Grundthema: Das Gefühl für ihre persönliche Lebensbewegung, für ihren Lebensrhythmus ist ihnen verloren gegangen. Oft entdecken sie, dass sie versucht haben, gegen ihren eigenen Lebensrhythmus zu steuern, und so vermeintlich chronische Zustände und leidvolle körperliche und psychische Erfahrungen entstanden sind. Ein bewusstes Hineinbegeben in den eigenen Lebensrhythmus führt zu einer Lebensqualität, die Gesundheit, körperliche und geistige Zufriedenheit, Ausgeglichenheit und Erfüllung sowie neue Kraft mit sich bringt – und kann Zustände chronischer Erkrankung verändern.

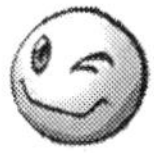

Krankheit zeigt uns, dass wir das Gefühl für unsere einmalige, natürliche Lebensbewegung verloren haben.

Es gibt einen Weg in die Krankheit hinein und in diesem Weg verborgen liegt bereits der Weg aus der Krankheit heraus.

Zwei Pole in Balance

In meiner Erfahrung gibt es nicht den „chronischen Zustand" – der Krankheit oder auch der Gesundheit. Ganzheitliche Gesundheit ist eine sanfte, balancierende Bewegung – Ihr eigener Lebensrhythmus. Man kann sich das wie zwei Pole vorstellen: Den Pol der Krankheit und den Pol der Heilung. Sind beide Pole in Balance, komplettieren sie sich. Sie sind nicht statisch und auch keine quadratischen Kisten mit definitiven Labeln. Sie stehen immer in Bezug zu einander. Das bedeutet im Klartext: Krank und gesund gehören untrennbar zusammen wie Tag und Nacht.

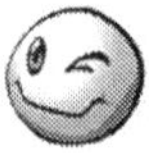

Krank und gesund gehören untrennbar zusammen wie Tag und Nacht.

In den vielen Jahren, in denen ich meine eigene Praxis führte, habe ich meinen Patienten geholfen, ein Bewusstsein über ihre Krankheit zu entwickeln. Ich begleitete sie zum Pol der Krankheit und von dort gingen sie in kleinen selbstbestimmten Schritten ihren einmaligen Weg zum Pol der Heilung. Diesen Weg zu gehen, braucht Geduld und Liebe zu sich selbst. Diesen Weg aufzufinden und ihn Schritt für Schritt zu gehen, bedeutet, den eigenen natürlichen Lebensrhythmus wiederzufinden.

Die vier Jahreszeiten

Diese eigene Lebensbewegung ist eingebettet in die große natürliche Lebensbewegung, die die Menschen und die Ernährung in unseren Breitengraden besonders geprägt hat: die Jahreszeiten.

Die Jahreszeiten, die so tiefe Spuren in unserer Kultur, Gesellschaft und Ernährung hinterlassen, dienen diesem Buch als Grundlage. Es ist aufgeteilt in die vier großen Kapitel Frühling, Sommer, Herbst und Winter. Für mich symbolisieren die Jahreszeiten und ihre charakteristischen Merkmale unterschiedliche Themen auf dem Weg in die Krankheit und dem Weg in die Heilung. Die Besonderheiten der vier Jahreszeiten dienen dazu, Aspekte meiner Arbeit und Geschichten meiner Klienten aus unterschiedlichen Blickwinkeln zu beleuchten.

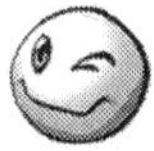

Unsere eigene Lebensbewegung ist eingebettet in die große Lebensbewegung der Natur.

Ich beginne jedes der vier Kapitel mit einer Einführung über die Bilder, die ich persönlich zu diesen Jahreszeiten habe. Dann gibt es jeweils zwei Unterkapitel über Wege in die Krankheit und Wege in die Heilung. Die Kapitel „Stillstand“ – „Orientierungslosigkeit“ – „Wut“ – „Unklarheit“ – „Verlust und Trauer“ – „Mangel“ – „Kälte“ – „Angst“ betrachten Phänomene, die der natürlichen Bewegung zuwider laufen können. Das sind zum Beispiel Situationen, in denen wir uns zu einer geistigen, körperlichen, seelischen Haltung zwingen, wo Leistung und „Müssen“ unseren Alltag bestimmen. Oder es gibt Situationen, die sind so „selbstverständlich“ geworden, dass wir gar nicht darüber nachdenken/nachspüren, ob wir wirklich in solchen Situationen weiterhin leben wollen. Fallstudien und Übungen möchten Sie anregen, nachzudenken, und viel wichtiger noch: in sich nachzuspüren.
Jedem dieser Kapitel folgen Kapitel über „den Pol der Heilung“. Wie haben Klienten/Patienten Wege herausgefunden aus diesen krankmachenden Mustern? Welche Übungen, welche Wege gibt es? Wir geben Ihnen hier Anregungen, sich neu mit Ihrer eigenen natürlichen Lebensbewegung zu verbinden.

Wir hoffen, dass Sie Freude am Lesen haben, sich mit diesem Buch geborgen fühlen und inspiriert werden, für sich selbst neue Türen zu öffnen. Das Buch funktioniert nicht nur von vorne nach hinten. Blättern Sie einfach, lassen Sie sich treiben, fühlen Sie, wo Sie sich in diesem Buch am wohlsten fühlen.

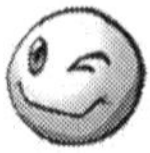

Finde deine eigene Heilkraft.

Das zentrale Anliegen dieses Buches ist: Finde deine eigene Heilkraft.

Es ist IHR Buch!

Dieses Buch sollte ganz alleine Ihr Buch sein.
So können Sie das Buch gleichzeitig als Tagebuch, Coachingbegleiter, Notizzettel benutzen. Lassen Sie es zu Ihrem treuen Wegbegleiter werden.
Allein der einfacheren Lesbarkeit halber verwenden wir im Text zumeist die männliche Form. Wir schließen die weibliche Form (z. B. Klientinnen) explizit ein. Das Thema betrifft Männer wie Frauen gleichermaßen.
Unsere Layouterin und wir arbeiten mit Icons und mit viel Platz für Sie im Layout. So haben Sie für Ihre Gedanken Platz und können mit Hilfe der Icons Wichtiges schneller auffinden.

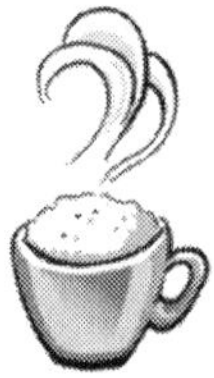

Die Tasse Cappuccino (mit Schokokrümeln!) bedeutet: Wir empfehlen eine Pause zum Nachdenken und Nachfühlen und lassen Ihnen Platz für Ihre Notizen. Wer nicht schreiben mag, kann malen, und vielleicht ist es sinnvoll, das als Anlass zu nehmen, um sich einen schönen Buntstiftkasten zu kaufen. Wir haben uns für eine bestimmte Papierqualität und ein sehr weißes Weiß entschieden, um das Malen zu erleichtern.

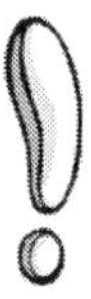

Das Ausrufungszeichen markiert Übungen. Ich empfehle Ihnen sehr, die Übungen zu machen. Die Kraft des Buches liegt in Ihren Erfahrungen! Ihre Heilung liegt in Ihnen. Jede dieser Übungen hilft Ihnen, in einen besseren Kontakt zu sich selbst zu gelangen, mit sich selbst neue Erfahrungen zu machen.
Sie können sich bei Ihren Übungen von einer CD unterstützen lassen, so dass Sie einfach zuhören und sich ganz auf sich selbst konzentrieren können. Die CD können Sie bestellen unter info@lebensschritte.com – sie kostet inklusive Verpackung und Versand 13 Euro innerhalb Deutschlands – 17 Euro innerhalb Europas.

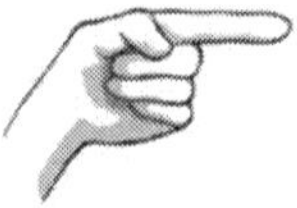
Der Fingerzeig besagt: Schau hin! Es geht um dies hier!

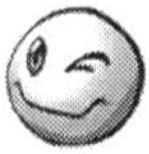
Und unser Smiley taucht immer wieder dort auf, wo ich aus meiner Praxis die Erfahrung habe, dass Klienten diesen Gedanken als wichtig empfanden, als befreiend wahrnahmen, ja – auf einem Zettel aus meiner Praxis mitnahmen und an ihre Kühlschranktür, ihren Badezimmerspiegel, ihre Nachttischlampe gehängt haben. Nicht umsonst steht hier ein ☺ – lassen Sie den jeweiligen Gedanken für sich leicht sein. Er sollte Sie spürbar „durchatmen" lassen. Tut er das nicht, dann ist er für Sie nicht wichtig.

Frühling – Neubeginn und Wachstum

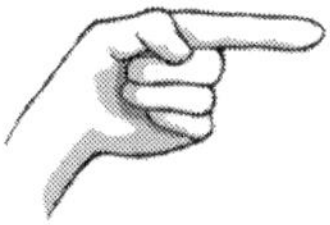

Lebenskraft ist beständige Bewegung und Neubeginn.

In keiner Jahreszeit ist das Phänomen des Neubeginns und des Wachstums so sichtbar wie im Frühling. Es sprießt, wächst und blüht. Die Natur arbeitet auf Hochtouren. Kräfte sind am Wirken, die man nicht sehen kann, die aber plötzlich – anscheinend aus dem Nichts – neues Leben erzeugen. Doch diese Lebenskräfte wirken nicht nur das ganze Jahr über und bestimmen beständig die Bewegung der Natur, sondern sie wirken, seit es Leben auf der Erde gibt.
Auch das menschliche Leben ist Teil dieser Kräfte, dieses natürlichen Rhythmus von Neubeginn und Wachstum. Jeder Atemzug, unser Fühlen, unsere Wahrnehmung, Hunger, Müdigkeit, Anspannung und Entspannung und auch alle Ausscheidungsfunktionen schwingen in diesem natürlichen Lebensrhythmus.

Der Lebensrhythmus steht nie still. Lebendige Kraft, die man im Wechsel der Jahreszeiten beständig erleben und wahrnehmen kann, kennt keinen festen, starren Zustand. Ein Blick aus dem Fenster genügt: Kein Tag ist wie der andere. In gleicher Weise wie die Natur unterliegt das menschliche Leben dem Wandel, man wächst auf, wird älter und stirbt.
Auch unsere Gesundheit ist Teil dieser Bewegung. Da sie Teil dieses beständigen Wandels ist, ist auch hier nichts auf Dauer festgeschrieben, weder die Gesundheit noch die Krankheit. Ich erlebte zum Beispiel immer wieder Patienten in meiner Praxis, die „gesund" gelebt haben und dann „aus heiterem Himmel" krank wurden, völlig entgegen der gedanklichen Logik, die gerne Gesetzmäßigkeiten und Sicherheiten sucht: gesunde Ernährung = dauerhafte Gesundheit.

Der Lebensrhythmus kennt weder den *Zustand* der Gesundheit noch den *Zustand* der Krankheit. Krankheit unterliegt demselben natürlichen Wandel wie Gesundheit.

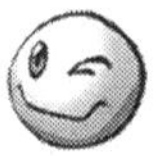

Einen unveränderlichen Zustand gibt es nur in der Vorstellung unseres Denkens, das Sicherheit will. In der Realität der Natur ist alles Leben beständiger Wandel.

Leben ist beständige Bewegung. Wir werden älter, wir lernen dazu, wir machen neue Erfahrungen, wir wandeln uns und die Welt um uns herum wandelt sich. Den unveränderlichen Zustand gibt es nur in der Vorstellung des Denkens, nicht jedoch in der Realität der Natur.

Entsprechend diesen Frühlingsbildern beschäftige ich mich in den beiden Kapiteln *Stillstand* und *Orientierungslosigkeit* mit Phänomenen, die der Kraft des Frühlings zuwiderlaufen. Stillstand möchte aus lauter Angst um die eigene Sicherheit, dass alles so bleiben soll, wie es ist. Orientierungslosigkeit entsteht oft aus zu viel unnatürlicher Bewegung: zu viele unterschiedliche Nahrungsmittel, zu viele unterschiedliche Ratschläge, die befolgt werden, und mitunter auch zu viele ärztliche Befunde, aber auch zu viele Termine, zu viele Ansprüche usw.
Die Kapitel *Bewegung und Neuanfang* sowie *Einfachheit und Natürlichkeit* bieten Ihnen Gedanken, Fallbeispiele und Übungen, um zu Ihrem heilenden Rhythmus zurückzufinden. Leben im eigenen Lebensrhythmus, natürliche Akzeptanz von Wachstum und Neubeginn führen Sie zu einer klaren, leichten und kreativen Zuversichtlichkeit in Ihrem Alltag.

Stillstand

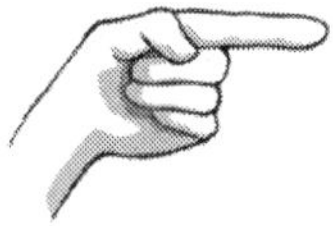

Wenn wir uns in unserer Bewegung einschränken. Die Suche nach Sicherheit und Kontrolle können die eigene Lebensbewegung einschränken.

Reizdarm (Verstopfung und Durchfall) – Gastritis

In einer Kaffeewerbung, die auf einem Schiff spielt, wird die elegante Dame von Welt, die gerade ihre Tasse Kaffee genießt, gefragt, was sie sich wünscht. Sie antwortet: „Ich möchte, dass alles so bleibt, wie es ist.“ Die Werbung spiegelt ein menschliches Bedürfnis wider: das Streben nach „Sicherheit“.
Diese sehnsüchtig erstrebte Sicherheit wird zum Preis des Stillstands erworben. Moshé Feldenkrais[1] sagte: „Sich für das Nicht-Handeln zu entscheiden, ist keine echte Wahl: Nicht-Handeln ist Nicht-Leben.“ Solange man atmet, bewegt man sich und handelt. Dem gegenüber steht ein gesellschaftliches und kulturelles Selbstständnis, das uns glauben lässt, wir könnten uns für das Nicht-Handeln entscheiden, wir könnten stillstehen, wir könnten „chronisch“ (d. h. für immer) krank sein oder „müssten es nur richtig machen“ und wären „chronisch“ gesund. So trägt das Krankwerden oft neben dem Leiden auch noch den Makel der Schuld, „irgendetwas hat man falsch gemacht, sonst wäre man nicht krank“.

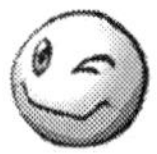

„Nicht-Handeln ist Nicht-Leben.“
(Moshe Feldenkrais)

In meiner eigenen Krankheit und auch in der Anfangsphase von vielen Beratungen konnte ich immer wieder beobachten, dass es eine große Abneigung gegenüber innerer und äußerer Bewegung gab und das Gefühl für den eigenen Lebensrhythmus ein Stück weit

[1] Moshé Feldenkrais, *Bewußtheit durch Bewegung. Der aufrechte Gang,* Suhrkamp, 2008

verloren gegangen war. Alles, was neu, unbekannt oder im Voraus nicht kontrollierbar erschien, machte mir Angst – genau wie die Krankheit selbst. Meine Familie empfand es als zunehmend schwierig, mit meinem Anspruch nach perfekter Sicherheit umzugehen. Einer meiner Patienten beschrieb seine Erfahrungen so: *„Ich fühle mich wie ein Pingpongball hin- und hergespielt. Auf der einen Seite habe ich Angst und möchte alles kontrollieren. Auf der anderen Seite habe ich Sehnsucht, mich einfach fallen zu lassen."*

In dem Bestreben, ein möglichst ruhiges und glückliches Leben zu führen, werden oftmals „seelische Schmerzpunkte" wie Probleme mit Menschen, die wir lieben, Ängste und Auseinandersetzungen ignoriert, um sie zu vermeiden. Das führt dazu, dass man sich selbst und den eigenen Alltag immer stärker kontrolliert. Diese von uns selbst ausgeübte Kontrolle blockiert leider auch uns selbst. Sie verhindert mehr oder weniger stark den Zugang zu unserem eigenen Lebensrhythmus und legt die persönlichen Bewegungsmöglichkeiten lahm. Der letzte Weg des Körpers aus dieser Blockade ist Unwohlsein und Krankheit.

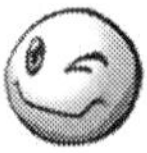

Kontrolle, blockiert unsere Handlungs- und Bewegungsmöglichkeiten. Unserer eigener Lebensrhythmus ist davon zuerst betroffen.

Vergleichen wir es mit der Verstauchung eines Knöchels: Der Schmerz, den Sie in Ihrem Knöchel fühlen, ist unangenehm und Sie versuchen, ihn zu vermeiden. Sie beginnen zu humpeln. Dieses Humpeln führt zur Überlastung in anderen Gelenken. Kurze Zeit später tritt an den nun überlasteten Stellen ein neuer Schmerz auf. Auch den versuchen Sie zu vermeiden und gehen in eine neue Schonhaltung. Ihre Bewegungsmöglichkeiten werden immer unnatürlicher und immer begrenzter.

Auch der Darm reagiert ähnlich, wenn wir unsere eigenen Bewegungsmöglichkeiten eingrenzen. Er verliert seinen natürlichen Rhythmus. Die Begrenzung der eigenen Bewegungsmöglichkeiten können ganz konkret sehr strenge und einseitige Diäten sein (was sowohl einseitiges „Diät-Dogma" als auch „täglich Fast Food" bedeuten kann – auch das ist eine Diät!). Begrenzung geschieht aber auch z. B. durch die ängstliche Vermeidung, auf eine fremde Toilette zu gehen, oder das Unterdrücken der Signale des Darmes, der sich entleeren möchte, mitunter auch die Unterdrückung der Art und Weise, wie der Darm sich entleeren möchte. Auf lange Sicht führen solche Ernährungsformen und Verhaltensweisen zu einem gereizten Darm. Schmerzhafte, unangenehme Verstopfungen sind die Folge. Es kann aber auch das Szenario entstehen, dass Verstopfungen und Durchfälle sich abwechseln oder aus einer Verstopfung ein lang anhaltender Durchfall wird. Leider werden Verstopfungen im Gegensatz zu Durchfällen oft nicht als Krankheit ernst genommen.
Wie oft der Darm sich entleeren möchte, ist von Mensch zu Mensch unterschiedlich. Sowohl Toilettengänge 3x am Tag als auch Toilettengänge einmal jeden dritten Tag sind als normal anzusehen, wenn das bei Ihnen persönlich „immer" so war.

Martha, eine 65-jährige Klientin von mir, war in den letzten fünf Jahren von Arzt zu Arzt gewandert. Sie litt unter schmerzhaften Blähungen und mitunter wochenlangen Durchfällen, die sich mit schwerer Verstopfung abwechselten und genauso unklar, wie sie jeweils gekommen waren, auch wieder verschwanden. Keine ärztliche Diagnostik hatte einen klaren Befund erbracht. Und so lautete die Diagnose: Reizdarm.
Im Laufe von mehreren Gesprächen in meiner Praxis, die sich ganzheitlich um Marthas Leben drehten und *nicht* nur um ihre Ernährung, konnte sie Zusammenhänge erkennen und stellte fest, dass das stundenlange Ausweichen auf die Toilette weniger einer falschen Ernährung zuzuschreiben war, als einer inneren Anspannung. Das Ziel unserer gemeinsamen Arbeit war es, herauszufinden, was sie selbst wollte und brauchte.

Welche Bewegungen in ihrem Alltag entsprachen ihrer eigenen Natürlichkeit?
Welche empfand sie als Zwang?
Wo lagen ihre eigenen Bedürfnisse?

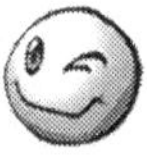

Häufig fühlen wir uns dann angespannt, wenn wir uns hilflos fühlen.

Sie erkannte immer klarer, dass sie sich immer dann angespannt fühlte, wenn sie sich hilflos fühlte. Am häufigsten fühlte sie sich hilflos in der Beziehung zu ihrem Ehemann, mit dem sie seit über 40 Jahren verheiratet war. Sie sah ihren Ehemann als „zu gut für diese Welt" an. Er trug sie auf Händen. Genau deshalb jedoch war es so schwer für sie zu erkennen, wie auch sie versuchte, seine Wünsche und Ansprüche zu erahnen und zu erfüllen. So hatte sie sich immer stärker auf ihn fokussiert und dabei langsam ihre eigenen Bedürfnisse aus den Augen verloren. Zögernd und in kleinen Schritten gelang es ihr, in ein neues Selbstverständnis zu kommen und ihre Bedürfnisse auch ihrem Mann gegenüber zu äußern und ihm zum Beispiel zu sagen: *„Ich möchte heute nicht mit dir spazieren gehen. Ich möchte dieses Buch lesen."* In dem Umfang, wie sie allmählich ihre eigenen Bewegungsmöglichkeiten wieder ausweitete, ihre Bedürfnisse wahr- und ernst nahm, fand sie ihren eigenen natürlichen Lebensrhythmus neu auf. Die inneren Blockaden und die schwere Darmsymptomatik verschwanden im Laufe von einem Jahr.

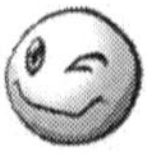

Magen und Darm sind authentisch und unbestechlich in ihrer Wahrnehmung.

Viele Menschen leiden unter der Vorstellung, in ihren Beziehungen ihre Gefühle in kontrolliertem Stillstand halten zu müssen und innerhalb der Beziehung „funktionieren" zu müssen. Sie gehen quasi in eine „gefühlsmäßige Schonhaltung" und begrenzen ihre persönli-

chen Bewegungsmöglichkeiten. Sie nehmen keine oder wenig Rücksicht auf das, was sie *in sich selber wahrnehmen* und was zunehmend zu brodeln beginnt. Magen und Darm sind authentisch und unbestechlich in ihrer Wahrnehmung.
Eugen Roth beschrieb dieses Phänomen treffend mit den Zeilen:

Der Mensch frisst viel in sich hinein:
Missachtung, Ärger, Liebespein.
Und jeder fragt mit stillem Graus:
Was kommt da wohl einmal raus?
Doch sieh! Nur Güte und Erbauung!
Der Mensch hat prächtige Verdauung!

Welche Gefühle und Erfahrungen haben Sie runtergeschluckt?
Welche Verletzungen haben Sie in den letzten Jahren in sich hineingefressen?

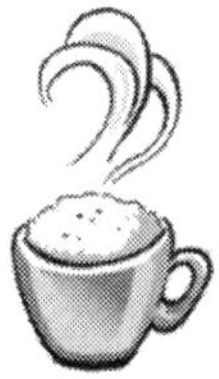

Klienten, die zu mir kommen, können zu Beginn einer Beratung diese Fragen kaum beantworten. (Welche Gefühle und Erfahrungen haben Sie runtergeschluckt? Welche Verletzungen haben Sie in den letzten Jahren in sich hineingefressen?) Mir selbst ging es zu Beginn meiner Krankheit genauso. Alles, was ich fühlen konnte, war trübe, unscharf, nebulös, vage, unbegreiflich. „Stress" war der einzige Begriff, der mir einfiel. Zudem hatte ich das Gefühl, „vergiftet" zu sein. Mir selbst wie auch meinen Patienten war zum Zeitpunkt der Erkrankung völlig unklar, ob diese belastende Bewegung, die als „Stress" wahrgenommen wird, von außen oder von innen kommt, das heißt aus den Ansprüchen und Vorstellungen der Umwelt oder den eigenen Ansprüchen und Vorstellungen. Oder ob es eine Mischung von beidem ist.

Wir alle haben Verhaltensweisen erlernt, ohne weiter darüber nachzudenken. Viele dieser Verhaltensweisen erhalten wir aufrecht, weil wir denken, „es ist unsere Pflicht" oder wir fühlen uns schuldig, wenn wir uns anders verhalten würden. Viele Verhaltensweisen dienen auch der Angstvermeidung. Oder wir versuchen, fremde Ansprüche, aber auch eigene Ansprüche zu erfüllen. Verhaltensweisen können uns auch einfach nur zur Routine geworden sein. Oft sind diese Verhaltensweisen so alt und so selbstverständlich, dass es schwer ist, sie gefühlsmäßig wahrzunehmen und in Frage zu stellen. Zu diesen „Selbstverständlichkeiten" zählen nicht nur familiäre und berufliche Pflichten, sondern auch Ernährungsgewohnheiten. Diese „Selbstverständlichkeiten" äußern sich in den eigenen Gedanken vielleicht als kleiner Dialog, als kleine Stimme, und hören sich dann so an:

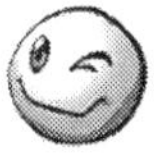

Wir alle haben Verhaltensweisen erlernt, die wir Tag für Tag leben, ohne weiter darüber nachzudenken.

„Ich muss zu Tante Käthes Geburtstag gehen. Da trifft sich die ganze Familie jedes Jahr. Ich kann sie nicht enttäuschen."
„Ich mag nicht, was Peter da tut, aber das kann ich ihm doch unmöglich sagen."
„Ich muss 10 Minuten vor dem Chef im Büro sein. Was soll er sonst von mir denken?"
„Ich habe keine Zeit für mich."
„Ich kann Frau Müller doch jetzt nicht im Stich lassen."
Oder auch:
„Müsli ist gesund."
„Man sollte zweimal in der Woche Fisch essen."
Usw.

Tillmann, 32 Jahre alt, war so ein Tante-Käthe-Geburtstagsgänger. Es war selbstverständlich für ihn, dass es jedes Jahr dieses Familienfest gab. Er stellte sich gar nicht die Frage, ob er hingehen wollte oder nicht, sondern nahm nur von Jahr zu Jahr einen stärkeren Druck in der Magengegend wahr. In meine Praxis kam er aufgrund einer ärztlich diagnostizierten Gastritis. Wegen des ursächlich zugrunde liegenden Helicobacter pyloris war Tillmann in ärztlicher Behandlung; dennoch hatte er nach wie vor Magenschmerzen. Eine heilsame Bewegung entstand in Tillmanns Leben, als er begann, sich mit dem sehr umfangreichen *Fragebogen zum Ernährungsprofil* in meiner Praxis auseinanderzusetzen. Dieser Fragebogen erfragt den kompletten Status quo sowohl der Lebensgewohnheiten als auch der Ernährungsgewohnheiten. Normalerweise wird der Patient gebeten, diesen Fragebogen mit nach Hause zu nehmen und ihn im Laufe von zwei Wochen zu beantworten, sodass er sich in seinem Alltag immer wieder selbst beobachten kann, bevor er die Antworten in den Fragebogen schreibt. Die sehr detaillierten Fragen führten Tillmann dazu, dass er sich selbst und seinen Alltag genauer betrachtete. Themen, die er gerne geflissentlich übersehen hatte, konnte er durch die Fragen immer klarer erkennen.

Tillmann begann, seine Magenschmerzen als Botschaften zu verstehen. In langsamen, kleinen Schritten gelang es ihm, sie zu entschlüsseln. Er erkannte den Zusammenhang zwischen seinen Magenschmerzen und seiner Abneigung gegenüber bestimmten „Selbstverständlichkeiten", die in seinem heutigen Lebensrhythmus keinen Platz mehr hatten – wie z. B. zu Tante Käthes Geburtstag gehen zu müssen.

Eine Leserin mit ähnlicher Symptomatik schrieb mir nach der Erstveröffentlichung dieses Buches: *Ich habe Ihr Buch zunächst förmlich verschlungen und zwischendurch immer im Innern gesagt ... Ja das Buch trifft es, oder: Ja, genau so ist es bei mir ... Dann habe ich es noch einmal in Ruhe gelesen und beim Lesen beschlossen: Zu Anjas 60. Geburtstag gehe ich nicht! – (...weiß zwar noch nicht, wie ich es ihr sage ... vielleicht: Anja, ich danke dir für deine Geburtstagseinladung, aber ich möchte zu deinem 60. Geburtstag nicht kommen ... weiß nicht, ob ich mich das traue – ich gehe wirklich gern mal zu einem Geburtstag – aber Anja feiert in so riesigem Maße und außer ihr und ihrem Mann kenne ich dort niemanden und ich finde für mich so große Feiern irgendwie anstrengend, wenn so viele Leute da sind, dann finde ich es schwierig ins Gespräch zu kommen oder manchmal fühle ich mich einfach verloren ...) Aber zumindest steht schon mal der richtige Entschluss, nicht zum Geburtstag zu gehen!*

Es ist ein Phänomen, dass eine Reihe von Magen- und Darmpatienten einen Schub der spontanen Verbesserung ihres Zustandes erfahren, wenn sie z. B. in eine Reha-Maßnahme oder eine Klinik kommen. Ähnlich den typischen Zahnschmerzen, die verschwinden, sobald man die Praxis des Zahnarztes betritt. Die Klinik oder Reha sind Bewegungen, die die Patienten aus ihren gewohnten Lebens- und Alltagsroutinen und ihrer Umgebung herausholen und ihnen die Möglichkeit geben, sich mit ihrem Lebensrhythmus aus einem neuen Blickwinkel zu beschäftigen.

Übung: Routinen aufbrechen

Bringen Sie Bewegung in Ihr Leben und verzichten Sie bewusst auf Selbstverständlichkeiten. Als Übung ist es hilfreich, sich eine Liste über die eigenen Routinen anzulegen. Dabei geht es um die kleinen Alltagsroutinen. Zum Beispiel: Aufstehen, Zähne putzen, Kaffeemaschine anschalten, zur Toilette gehen, ausziehen, duschen, Unterwäsche, Socken, Hose etc. anziehen, nachmittags mit Hund und Ehemann einen Spaziergang machen, sonntags Mutter besuchen, Weihnachten mit der Familie feiern, Tante Käthes Geburtstag nicht vergessen …

Jedes Detail Ihres Tagesablaufs ist wichtig. Betrachten Sie beispielsweise das Duschen näher: Duschen Sie *jeden* Morgen, seit 20 Jahren? Dann lassen Sie es doch einfach einmal aus oder duschen Sie einmal abends. Verändern Sie die kleinen Selbstverständlichkeiten. Gehen Sie in behutsamen kleinen Schritten vor und machen Sie sich ganz bewusst, was in der Veränderung der bisherigen Routine passiert.

Egal welche Routine, welche Selbstverständlichkeit Sie verändern, Sie kreieren eine neue Bewegung. So ein Neubeginn hilft, sich selbst und damit auch die eigenen Bedürfnisse in einem neuen Licht zu sehen.

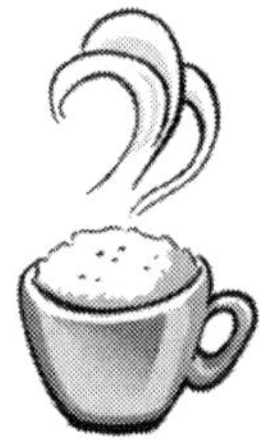

Bewegung und Neuanfang

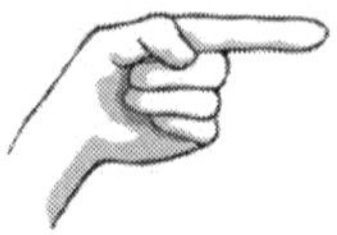

Neue Leichtigkeit im Leben gewinnen.

Bewegungen, die Ihrem natürlichen Lebensrhythmus folgen, fühlen sich leicht und spielerisch an und sind mitunter mit einem Staunen verbunden. Ein Staunen darüber, dass eine Arbeit unerwartet viel Erfüllung gebracht hat, ein Gespräch Ihnen Kraft gegeben hat oder der Tag mit so viel Leichtigkeit verging, dass Sie sich am Abend eher aufgetankt als erschöpft fühlen. Genau wie Ihr Herzschlag Sie ganzheitlich betrifft, so betrifft Leben in Ihrem eigenen Lebensrhythmus jeden Bereich Ihres Lebens:

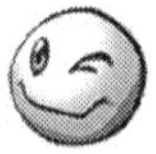

Bewegungen, die Ihrem natürlichen Lebensrhythmus folgen, fühlen sich leicht und spielerisch an und sind mitunter mit einem Staunen verbunden.

- Ihre persönliche Ernährung
- Ihre Alltagsaufgaben
- Ihr Familienleben
- Ihren Beruf
- Ihren Freundeskreis
- Ihre Hobbys und Ihre Freizeit
- Ihren Wach- und Schlafrhythmus
- Ihr Bedürfnis nach Ruhe oder Bewegung

Beginnen wir bei der Ernährung. Marion, 42 Jahre alt, hatte seit Jahren anhaltende unklare Bauchschmerzen. Nur mit Mühe konnte sie ihren anstrengenden Beruf als Krankenschwester ausüben. Sie hatte das Gefühl, dass ihr die Lebensfreude langsam verloren gegangen war, und hatte sich immer mehr aus allen sozialen Aktivitäten zurückgezogen. Sie hatte sehr genaue Ernährungsvorstellungen, die aus ihrem streng makrobiotisch orientierten Elternhaus stammten. Für mich erschien es aufgrund der Vorgeschichte wichtig, erst einmal Bewegung in Marions Ernährung zu bringen. Marion bekam Übungen, die ihr helfen sollten, zum einen auf die Bedürfnisse

ihres Bauches zu hören und zum anderen weniger dogmatisch und dafür spontaner zu leben. Ihre festen Einkaufs- und Ernährungsroutinen wurden nach und nach durchbrochen. Marion entdeckte dabei, dass sie den Weg von ihrer Wohnung zum Krankenhaus auch mit dem Fahrrad zurücklegen konnte, und dabei wiederum entdeckte sie einen kleinen Obstladen, einen Schlachter und einen Bäcker, bei denen sie sich spontan nach Lust mit Frischem versorgen konnte. Der große Wocheneinkauf am Freitagnachmittag gehörte bald der Vergangenheit an.
Marion selbst sagte das so: *„Es ist ein wunderbar freies Gefühl. Ich plane meine Mahlzeiten nicht mehr eine Woche im Voraus. Mein Kühlschrank ist fast leer. Ich improvisiere viel und im Laufe des Tages kaufe ich das, worauf ich Appetit habe."* Sie hatte nach einiger Zeit wieder richtig Lust zu essen, Spaß am Kochen und eine größere Vielfalt in ihrer Ernährung. Dieser belebende Bewegungsimpuls im Bereich Ernährung wirkte sich bei ihr gemächlich und in kleinen Schritten auch auf andere Lebensbereiche aus.

„Auf alle Fälle muss man jedes Mal, wenn man vor dem Herd steht, wieder bei Null anfangen", schreibt der große Meister der Kochkunst Paul Bocuse[2], und ich möchte hinzusetzen, dass dies auch dem Buddhismus nicht unbekannt ist, der vom „Anfängergeist" spricht, in dem man alle Handlungen ausführen sollte.

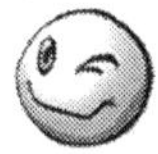

Die Bereitschaft, wieder in Bewegung zu kommen, führt dazu, neu hinzusehen.

Ich erlebe es bei mir selbst und bei meinen Klienten: Die Bereitschaft, wieder in Bewegung zu kommen, führt dazu, neu hinzusehen. Je offener dieser Blick auf neue Möglichkeiten wird, desto stärker ist die Befreiung von belastenden Routinen. Es ist wie ein Frühjahrsputz, der neuen Raum in der Wohnung schafft und sich gravierend vom einfachen Saubermachen unterscheidet. Alle Teppiche werden

[2] Paul Bocuse, *Das Paul Bocuse Standardkochbuch,* Heyne, 1995

hochgenommen, die Sofakissen aus dem Sofa genommen, die Bücher aus dem Regal und das Geschirr und die Gläser, die alten Vorräte und das Teeservice aus den Schränken. In dieser grundlegenden Aufräumaktion entdeckt man entsetzt die alten Salzstangen unter den Sofakissen, die angeschlagenen Gläser ganz hinten im Schrank, die Gewürze mit dem abgelaufenen Datum – auch ganz hinten im Schrank. Oder man sieht, dass man drei Lagerorte für Handtücher hat und über stolze sechzig Frotteehandtücher verfügt. In dieser Form durchzuforsten, aufzuräumen, Altes anzusehen und zu entscheiden, ob es wirklich einen Platz vorne im Schrank bekommen oder ganz rausfliegen soll, und auf diese Weise Luft und Raum zu schaffen, wirkt entlastend und klärend. Marions Leben wurde immer leichter, weil sie den Mut entwickelte, mit einem fast leeren Kühlschrank sich jeden Tag neu darauf einzulassen, was ihr Magen in dem jeweiligen Moment brauchte und was ihr Darm verdauen mag.

Wenn Sie sich überfordert fühlen, Ihre Altlasten alleine anzusehen, dann suchen Sie einen Coach, der es mit Ihnen gemeinsam macht. Es gibt viele gute, professionelle „Aufräumer"-Coaching-Angebote. Ich bot meinen Klienten an, bevor sie irgendeine Ernährungsumstellung begannen, erst einmal mit ihnen gemeinsam ihre Küche und ihre Vorratskammern aufzuräumen. Dabei entwickelten sich Gespräche über die Dinge, die wir da fanden und es machte ihnen Mut, sich für eine leichtere Lebensform zu entscheiden. Diese Bereitschaft zur Leichtigkeit und zur Bewegung schärft Ihre Wahrnehmung für Ihre Bedürfnisse – sowohl für Ihre körperlichen Bedürfnisse als auch für Ihre Bedürfnisse in allen anderen Lebensbereichen.

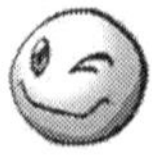

Die Bereitschaft, mehr Leichtigkeit im Leben herzustellen, indem Altlasten entsorgt werden, schärft Ihre Wahrnehmung für Ihre „eigentlichen" Bedürfnissen.

Übung: Genussvolle Bewegung

Um Ihre Bereitschaft zur eigenen Bewegung zu stärken, habe ich Ihnen hier drei kleine Übungen zusammengestellt.
Suchen Sie sich die für Sie wichtigen Fragen heraus, stellen Sie sich selbst diese Fragen täglich wieder und achten Sie auf Ihre Antworten. Seien Sie offen dafür, dass Ihre Antworten jeden Tag etwas anders lauten können.

Übung 1

- □ Kaufen Sie selber ein?
- □ Wo kaufen Sie ein?
- □ Was kaufen Sie ein?
- □ Haben Ihnen Ihr Einkauf und die erworbenen Produkte Freude gemacht?

Übung 2

- □ Bereiten Sie Ihre Mahlzeiten selber zu?
- □ Geschieht dies mit Lust und Genuss?
- □ Mit Ruhe oder unter Zeitdruck?

Übung 3

- □ Wenn Sie Mahlzeiten verzehren, was schmecken Sie genau? Bitter – süß – salzig – scharf?
- □ Was schmecken Sie sonst noch?
- □ Wie fühlt es sich an, wenn die Bissen Ihren Bauch erreichen?

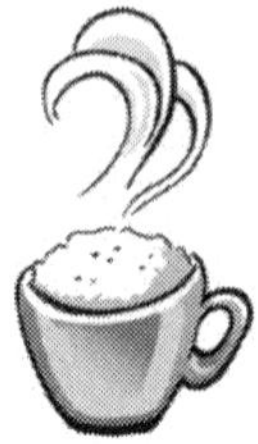

Sowohl beim Einkaufen als auch beim Zubereiten der Mahlzeit können Sie bereits lustvoll experimentieren. Wer sein Obst und Gemüse zum Beispiel auf einem Wochenmarkt kauft, bekommt kleine Kostproben angeboten. Wer seine Mahlzeiten selbst zubereitet, kann während des Kochens immer wieder abschmecken und mit unterschiedlichen Gewürzen und Zutaten experimentieren.
Schmecken und Riechen sind übrigens Teil der Nahrungsaufnahme. Bereits hier bildet sich Speichel im Mund, der Verdauungsenzyme enthält und wichtig für eine gute Verdauung ist.

Aus der Arbeit mit meinen Klienten weiß ich, dass ein grundlegendes Phänomen oft unterschätzt wird: *Small is beautiful!* Es sind gerade die *kleinen*, achtsam durchgeführten Bewegungen, die den Qualitätsunterschied ausmachen und Ihnen helfen, Ihren Lebensrhythmus zu finden.

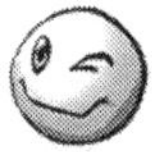

Es sind gerade die *kleinen*, achtsam durchgeführten Bewegungen, die den Qualitätsunterschied ausmachen und Ihnen helfen, Ihren Lebensrhythmus zu finden.

Die Länge und die Qualität des Weges in die eigene Heilung hängen auch davon ab, wie lange Sie sich bereits in der Spirale aus Fehlernährung, Unwohlsein, Mangel, Krankheit und Stress befinden. Es mag nötig sein, dass Sie – ebenso wie Sie mit dem Frühjahrputz Ihre Wohnung entrümpeln – auch Ihren Körper erst einmal entgiften müssen, um wieder wahrzunehmen, was Ihnen guttut. Wer sich lange Jahre fehlernährt hat, wird die Hilfe eines Arztes oder Heilpraktikers brauchen, um einen Entgiftungsprozess durchzuführen.

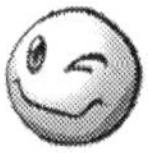

Helfen Sie Ihrem inneren Heiler.

Für einen Neuanfang kann z. B. eine Fastenkur, eine HydroColon-Therapie oder eine andere therapeutische Maßnahme, die bei der „Entsorgung der Altlasten“ hilft, sinnvoll sein. Machen Sie es nicht alleine, auch nicht mithilfe eines Selbsthilfe-Ratgebers. Suchen Sie sich einen geschulten Therapeuten. Die Begleitung und der Zuspruch werden Ihnen helfen und guttun. Gönnen Sie sich Zeit mit sich selbst und Zeit für sich selbst. Helfen Sie Ihrem inneren Heiler.

Um zu den Jahreszeiten zurückzukehren: Der Frühling dauert so lange, wie der Frühling dauert. Nichts kann ihn beschleunigen, nichts kann ihn verlangsamen und die Bewegungen der Natur sind oft winzig. Beobachten Sie, wie die Natur sich Zeit lässt und fühlen Sie in sich hinein, um Ihre eigene Natur und Lebenskraft besser wahrzunehmen.
Tägliche Übung hilft, in Zeit-Räumen zu leben, die Ihnen guttun, und Ihr eigenes Wohlfühlen genau wahrzunehmen.

Orientierungslosigkeit

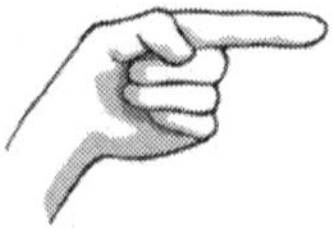

Wenn gesunde Ernährung krank macht.

Unverträglichkeiten – Zöliakie – Sprue – Hashimoto Thyreoditis

Nicht nur der Stillstand läuft der natürlichen frühlingshaften Bewegung entgegen, sondern auch die Orientierungslosigkeit. Viele Klienten suchen verzweifelt nach Linderung für ihre Beschwerden, experimentieren mit Diäten, Nahrungsergänzungsmitteln und unterschiedlichen Ernährungsphilosophien. Viele wandern auch von Arzt zu Arzt und nicht wenige machen die Erfahrung, dass ein Hausarzt erst einmal eine Psychotherapie verordnet. Zu Beginn dieser Suche hofft der Betroffene, die Lösung des Problems läge in Reichweite. Je länger die Suche jedoch andauert, als desto verwirrender wird sie empfunden und Patienten erleben die Unklarheit und Orientierungslosigkeit, die sich zunehmend einstellt, als großen zusätzlichen Stress zu ihrem oft ohnehin stark bewegten und angespannten Alltag.

Ernährung, die schadet, ist leider sehr viel schwieriger nachweisbar als z. B. ein Paar Schuhe, das unbequem sitzt. Ein Nahrungsmittel, einmal heruntergeschluckt, geht auf einen langen Weg durch den Körper. Dort nimmt es Einfluss auf Stoffwechselvorgänge und letztendlich auf jeden kleinsten Funktionskreislauf im Körper bis hin zur Zellerneuerung. Viele Nahrungsmittel zeigen erst nach längerer Zeit, ob sie gut vertragen werden oder schaden. *„Man kann einen Menschen genauso mit guten Saucen umbringen wie mit Strychnin. Es dauert nur etwas länger“*, sagte der berühmte Herzchirurg Christian Barnard.

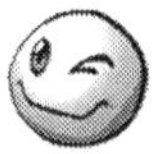

Ernährung, die uns schadet, ist sehr viel schwerer nachweisbar als ein Paar Schuhe, die nicht passen.

Die Ursachenforschung zur Unverträglichkeit von Nahrungsmitteln wird auch dadurch erschwert, dass Unverträglichkeiten keineswegs stillstehen, sondern sich verschieben und verändern. Dazu kommt, dass die meisten Menschen am Tag sehr viel mehr als ein Nahrungsmittel zu sich nehmen: Nahrungsprodukte, die aus verschiedenen Zutaten zusammengesetzt sind wie zum Beispiel Brot, Wurst oder Fertiggerichte wie Tiefkühlpizza. Der Körper nimmt diese Zutatenmischungen differenziert auseinander, um sie verdauen zu können. So sind möglicherweise die Erdbeeren in einer Marmelade für den einen gut verträglich, aber der Zucker vielleicht nicht. Für den anderen sind vielleicht die Erdbeeren nicht verträglich, aber er oder sie hat kein Problem mit dem Zucker. Wenn noch Konservierungsstoffe, Stabilisatoren, Entschäumer und anderes hinzukommen, dann kann sich die Erdbeermarmelade eher als Schad-Stoff entpuppen denn als Nahrungsmittel.

An dieser Stelle ein paar Fakten:
In Europa sind 7.000 unterschiedliche künstlich hergestellte Nahrungszusatzstoffe lebensmittelrechtlich zugelassen. Dazu gehören sowohl Vitaminergänzungen als auch Farbstoffe, Stabilisatoren,

Backhilfen etc. Für Bio-Produkte sind nur 7 derartige Stoffe zugelassen.
Für den Anbau von Nahrungsmitteln sind in der Agrarindustrie 2.000 unterschiedliche chemische Zusatzstoffe zugelassen. Für den Bio-Anbau nur 2.
Bleiben diese künstlichen, chemischen Stoffe unter einer gesetzlichen Grenze, dann müssen sie nicht angegeben werden.
Auf dem Weg vom natürlichen Lebensmittel zu einem Fertigprodukt werden dem Naturprodukt fast alle wichtigen Substanzen entzogen. Diese im Prozess entzogenen Substanzen werden im Nachhinein wieder künstlich ergänzt.

Eine Klientin, die glaubte, dass sie bestimmte Nahrungsmittel nicht vertrug, beschrieb ihr Frühstück in dem Fragebogen zum Ernährungsprofil so:
Erdbeermarmelade (Erdbeeren, Zucker, Geliermittel, Säuerungsmittel, Entschäumer) = 5 Zutaten
Margarine (Wasser, pflanzliche Öle, pflanzliche Fette, Lecithine, Monoglyceride, Diglyceride, Vitamin E, B6, A, D, B12, Folsäure, Milchsäure, Zitronensäure, Aroma, Karotin) = 16 Zutaten
Bio-Vollkornbrot (Wasser, Weizenvollkornmehl, Natursauerteig, Roggenvollkornmehl, Haferflocken, Sonnenblumenkerne, Kürbiskerne, Leinsamen, Sesam, Speisesalz, Hefe) = 11 Zutaten
Ayurveda-Kräutertee aus biologischem Anbau (Ingwer, Zitronengras, Süßholz, Ginkgo, Pfefferminze, Eisenkraut, Basilikum, Zitronenmelisse, Kardamom, schwarzer Pfeffer) = 10 Zutaten
Mit diesem „gesunden“ Frühstück aus Bio-Vollkornbrot, Margarine, Erdbeermarmelade und ayurvedischem Kräutertee bekommt der Verdauungstrakt 42 verschiedene Zutaten geliefert, die er bearbeiten muss. Bei so einer großen Anzahl von unterschiedlichen Zutaten war es sehr schwer herauszufinden, welche einzelne Zutat meiner Klientin persönlich nicht bekam.

Aus meiner eigenen Krankheitserfahrung weiß ich, dass ich zu dem Zeitpunkt, als ich krank wurde, nicht bewusst wahrnehmen konnte, wie so eine vermeintlich gesunde Mahlzeit von meinem Körper

aufgenommen wurde. Aus meinem erlernten Denken war ich der Ansicht, dass mich mein gesundes, vollwertiges Frühstück fit machte für den Tag. Ich erkannte nicht, dass mein Frühstück mich ebenso überforderte wie mein Alltag. Nicht nur hatte ich ungezählte Zutaten in meinem gesunden Fitnessfrühstück, sondern mindestens ebenso viele „Zutaten“ in meinem Tagesablauf als Hausfrau und Mutter, täglich als Taxifahrerin meiner Kinder, als Beraterin meiner Patienten, als Ausgehdame für meinen Hund und vieles mehr. *„Man hat mehr geschluckt, als man verdauen kann“*, sagt ein Sprichwort, das es auf den Punkt bringt.
Platz für Sie nachzuspüren, wo Sie mehr schlucken, als Sie verdauen können.

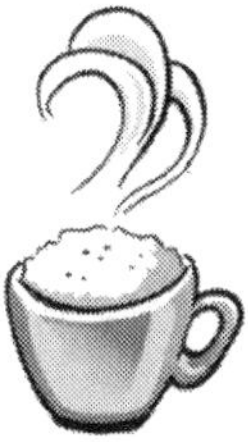

Die innere Auflehnung des Bauches gegen das „Zuviel“ sowohl an Nahrungsmitteln als auch an körperlicher, psychischer und seelischer Überlastung, macht sich am Anfang möglicherweise durch Völlegefühl, Blähungen, eine unregelmäßige Verdauung oder Bauchschmerzen bemerkbar. Meistens ist die Lebenssituation so angespannt und die Symptome sind so schwach, dass wir unserem vollen Alltag hinterherhetzen und die Symptome ignorieren. Solche Dauerbelastungen können einen Nährboden für Unverträglichkeiten von Nahrungsmitteln bilden.

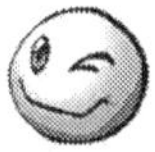

Dauerbelastungen auf allen Ebenen sind ein guter Nährboden für Nahrungsmittel-unverträglichkeiten.

Neben durch Fehlernährung und Stress erworbenen Unverträglichkeiten gibt es allerdings auch durch Krankheiten erworbene oder angeborene Nahrungsmittelunverträglichkeiten.

Es gibt inzwischen eine Reihe von Diagnoseverfahren. Dennoch kommt es selbst bei weit verbreiteten Unverträglichkeiten wie z. B. gegenüber Milch, Eiern, Gluten vor, dass sie erst spät diagnostiziert werden. Für andere, seltenere Unverträglichkeiten gibt es noch gar keine geeigneten Testverfahren[3]. Dennoch ist es gerade in dieser Komplexität wichtig, dass sämtliche diagnostische Möglichkeiten ausgeschöpft werden.

Svens Mutter rief mich an, weil Sven nach wie vor nicht in den Kindergarten gehen konnte, da er seinen in unregelmäßigen Abständen breiigen oder flüssigen Stuhlgang nicht halten konnte. Svens Mutter hatte immer auf eine „gesunde“ Ernährung mit viel Vollkorngetreide geachtet. In einer ersten Beratung schilderte sie mir einige Facetten des Problems, das sie sehr genau beobachtet hatte. Für mich deutete vieles darauf hin, dass es sich um eine ernst

---

[3] http://evomed.com/

zu nehmende Krankheit handeln könnte, die oft nicht richtig diagnostiziert wird: Zöliakie. Sven war von keinem der Kinderärzte auf Zöliakie (angeborene Glutenunverträglichkeit) getestet worden, da die Symptome nicht wie typischerweise direkt nach dem Abstillen aufgetreten waren, sondern erst später in Svens Leben. Ich empfahl dringend, Sven in einem Kinderkrankenhaus untersuchen zu lassen. Das Untersuchungsergebnis war eindeutig: Zöliakie. Gerade Svens vollwertige Ernährung mit Getreide hatte also immer wieder zu neuen Krankheitsschüben geführt. Diese eindeutige und klare Diagnose beseitigte die verzweifelte Orientierungslosigkeit. Ich konnte Sven und seine Eltern an die Deutsche Zöliakie Gesellschaft verweisen, die ein Programm speziell für Kinder anbietet.

Zöliakie – im Erwachsenenalter auch Sprue genannt – hat viele verschiedene Gesichter. Bei lang andauerndem Unwohlsein, unklaren Diagnosen und Krankengeschichten, die sich immer weiter verschlimmern, lohnt es sich, einen Gastroenterologen hinzuzuziehen und abzuklären, ob es sich in Ihrem Fall um eine Zöliakie/Sprue handelt.

Bernd, 56 Jahre alt, kam mit einer 15-jährigen Krankengeschichte in meine Praxis. Bauchschmerzen, Durchfälle, Abgeschlagenheit, Schlafstörungen und später auch Gelenkschmerzen hatten ihn von Arzt zu Arzt wandern lassen. Die Blutbilder, die gemacht worden waren, hatten keine Befunde ergeben. Es war keine Magen- und Darmspiegelung vorgenommen worden und auch die Schilddrüse war nie differenziert untersucht worden. Aufgrund von Bernds Krankengeschichte und den mir vorliegenden ärztlichen Befunden bat ich ihn, einen spezialisierten Endokrinologen aufzusuchen, weil das Krankheitsbild für mich weniger auf ein Magen-Darmproblem hinwies als vielmehr auf eine Schilddrüsenunterfunktion. Der Arzt diagnostizierte eine Hashimoto-Thyreoditis. Im Gefolge dieser Schilddrüsenerkrankung war eine Sprue aufgetreten, wie bei fast 20 % aller Patienten mit Hashimoto-Thyreoditis. Bernd hatte nach 15 Jahren Suche endlich eine kompetente ärztliche Begleitung gefunden.

Orientierungslosigkeit entsteht unter anderem

- durch lange Krankengeschichten, in deren Verlauf viel ausprobiert wurde, ohne dass es eine eindeutige Heilung gegeben hätte,
- durch Symptomverschiebungen oder wandernde Krankheitsbilder
- durch das Befolgen von gut gemeinten Ratschlägen, ohne dass es eine eindeutige Diagnose gibt,
- durch den Glauben daran, dass bestimmte Ernährungsformen wie vollwertige Ernährung, Rohkost, vegane oder makrobiotische Ernährung in *jedem* Fall *gut* sind.

Aus meiner eigenen Geschichte und den Erfahrungen in meiner Praxis empfehle ich dringend, die eigene Not zu wenden und Klarheit in die Orientierungslosigkeit zu bringen. Notwendig sind:

- effektive Untersuchungsmethoden
- kompetente Ärzte, Therapeuten und Berater

Das kann in einigen Fällen bedeuten, deutschlandweit zu suchen. Dennoch, machen Sie sich die Mühe, lassen Sie sich nicht schnell und leicht abspeisen. Sie selbst wissen am besten, wie Sie sich fühlen, wie es Ihnen geht. Sie und Ihre Gesundheit sind zu wertvoll.

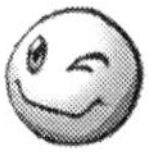

Suchen Sie Klarheit. Ihr Leben und Ihre Gesundheit sind zu wertvoll, um als Versuchskaninchen zu dienen.

Einfachheit und Natürlichkeit

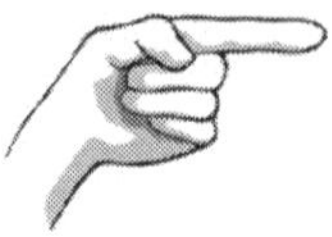

Innerhalb der eigenen Natürlichkeit leben.

Vielleicht kennen Sie die Geschichte mit dem Hammer von Paul Watzlawick[4], in der er berichtet, wie ein Mann in seiner neuen Wohnung ein Bild aufhängen will. Ihm fehlt der Hammer, um den Nagel in die Wand zu schlagen. Der Nachbar hat einen, nichts ist also naheliegender, als beim Nachbarn zu klingeln und sich den Hammer zu borgen. So weit, so gut. Würde er jetzt wirklich hinübergehen und den Hammer borgen, dann wäre er seinem eigenen Bedürfnis nachgekommen (er brauchte einen Hammer), hätte vielleicht noch entspannt mit dem Nachbarn über dies und das geredet, dann seinen Nagel eingeschlagen, den Hammer zurückgebracht und am Ende vielleicht sogar mit dem Nachbarn noch gemütlich ein Bierchen getrunken. Er wäre einfach und direkt seinem Bedürfnis gefolgt und es wäre von außen betrachtet der einfachste Weg gewesen.

Die Probleme beginnen, weil der Mann genau das *nicht* tut, was sein natürliches Bedürfnis ist. Stattdessen beginnt er nachzu*denken*. Ihm kommen Zweifel, ob es so einfach sein kann. „Was ist denn, wenn der Nachbar den Hammer nicht ausleihen will?“ Und dann kommen Erinnerungen hoch, dass der Nachbar ihn schon gestern im Flur so komisch gegrüßt habe und vielleicht die Eile nur vorgetäuscht habe, weil er in Wahrheit etwas gegen ihn habe. Und der Mann grübelt weiter, was denn der Nachbar bloß gegen ihn haben könnte. Die Gedanken des Mannes drehen sich immer weiter und weiter und führen weit weg von der Wahrnehmung des eigenen Bedürfnisses: einfach nur einen Nagel in die Wand schlagen zu wollen und dafür einfach nur einen Hammer zu benötigen.

---

4 Paul Watzlawick, *Anleitung zum Unglücklichsein*, Piper, 2009

In diesem Frühlingskapitel soll es um die Einfachheit und Natürlichkeit gehen, mit der wir unsere Lebensbedürfnisse wahrnehmen und ausdrücken können. Es geht darum, die Aufmerksamkeit darauf zu richten, diese Bedürfnisse zum einen zu erspüren (der Nagel soll in die Wand) und zum anderen dem, was Sie erspüren, auch zu vertrauen und aus diesem Vertrauen heraus für sich zu handeln (ich brauche einen Hammer, ich klingele und bitte den Nachbarn um den Hammer). Nur Sie und Ihr Körper können wissen, was Ihnen guttut, was Sie nährt, welche Bedürfnisse vorhanden sind und wie sie gestillt werden können. Auf die eigene Ernährung übersetzt heißt das: Es gibt Zeiten, da ist ein genussvoll verspeistes Stück Schokolade heilsamer als jede noch so gut erforschte und vermeintlich wissenschaftlich untermauerte Diät.

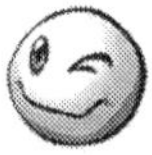

Es gibt Zeiten, da ist ein genussvoll verspeistes Stück Schokolade heilsamer als jede noch so gut erforschte und vermeintlich wissenschaftlich untermauerte Diät.

Das Problem entsteht, wenn wir den Kopf einladen mitzudiskutieren. Gehen wir zurück zu der Hammer-Geschichte: Der Mann hatte also festgestellt, dass er einen Hammer benötigte. Und jetzt „erfindet“ der zur inneren Diskussion eingeladene Kopf eine Geschichte, ein ganzes Märchen und eine (grundlose) Wut kommt in dem Mann hoch: Wie kann der Nachbar nur einen so einfachen Gefallen abschlagen? (Hat er das denn getan? – Nein! – Er wurde ja überhaupt nicht gefragt.) Und sicher bildet er sich auch noch ein, dass man auf ihn angewiesen sei! (Tut er das wirklich?) „Bloß weil er einen Hammer hat!“ Die Geschichte endet bekanntlich so, dass der Mann hinüberstürmt, der ahnungslose Nachbar die Tür öffnet und noch bevor er „Guten Tag“ sagen kann, von dem Mann angebrüllt wird: „Behalten Sie Ihren Hammer, Sie Rüpel.“

Aus einem einfachen Bedürfnis ist ein emotionsgeladenes Problem geworden, das sich von Gedanke zu Gedanke zu einer unendlichen, komplexen Geschichte auswächst. Emotionen kochen hoch. Wut und Verzweiflung machen sich breit. Jeder, der sich selbst bestimmte Ernährungsformen vorschreibt (oder vorschreiben lässt), der gegen seine innersten Bedürfnisse rigide vorgeht und denkt, dies und das wäre jetzt eigentlich „gesünder", bewegt sich in diesem inneren Dialog mit seinem Kopf und hört nicht mehr auf seinen Bauch! Jeder Kranke kennt diese Verzweiflung, die sich breit macht im Leben, wenn die Krankheit lange andauert und eine gewisse Eigendynamik entwickelt, wenn die Lage von Untersuchung zu Untersuchung komplexer wird und auch sehr komplex in das eigene Leben eingreift. Ähnlich wie der Mann mit dem Hammer möchte so mancher Patient nur noch frustriert seine Therapeuten anschreien: *„Behalten Sie Ihre Diagnosen, Befunde und Therapien."*

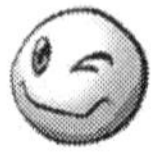

„Erinnere dich an dein ursprüngliches Bedürfnis!"

„Vereinfache dein Leben", möchte man zurückrufen. *„Erinnere dich an dein ursprüngliches Bedürfnis!"*

Welche Sehnsüchte, Bedürfnisse, inneren Bewegungen gingen in der unendlichen inneren Diskussion verloren?

- Wo begann alles?
- Was war Ihre Sehnsucht?
- Was brauchten Sie für sich selbst?
- Welche Bewegung spürten Sie?
- Damals?

Beratungen dienen dazu, einen Teil des Weges zurückzugehen. Herauszufinden, dass am Anfang aller Probleme bildlich gesprochen nur der Wunsch stand, einen Nagel in die Wand zu schlagen. Um den eigenen Heilungsweg gehen zu können, ist es „Notwendig“, sich von der Vorstellung zu trennen, dass es *die* Krankheit als solche gäbe. Jede Krankheit ist eine *persönliche* Krankheit, die einmalig Teil des Kranken, seiner Geschichte und seines Lebens ist. Es gibt keinen „Diabetes“ für alle. Genauso ist auch jede Heilung Teil der persönlichen Lebenskraft und Lebensbewegung. *„Nicht der Arzt heilt den Patienten, sondern er steht dem Patienten nur zur Seite und hält zu ihm, während der Patient sich selber heilt“*, sagte Erich Fromm.

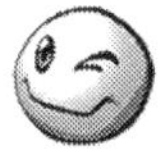

Es wendet Ihre Not, wenn Sie sich von der Vorstellung trennen, dass *die* Krankheit als solche gibt. Jede Krankheit ist zuerst Ihre Krankheit – *Ihr einmaliger Ausdruck.*

- Heilung beginnt *in* Ihnen.
- Heilung braucht Mut.
- Mut, jeden Tag *neu* zu beginnen.
- Mut, jeder schon einmal erfahrenen Situation mit *neuen* Augen zu begegnen.
- Mut zu Einfachheit und Natürlichkeit.
- Mut, die eigenen Bedürfnisse wahrzunehmen.

Je natürlicher Sie Ihren Bedürfnissen folgen, desto urteilsfreier und leichter vertrauen Sie sich Ihrer Lebenskraft an. Auch und gerade in der Küche bedeutet Einfachheit und Natürlichkeit Heilung. *„‚Große Küche‘ bedeutet keinesfalls ‚komplizierte Küche‘. ‚Große Küche‘ kann eine gekochte Pute sein und ein Salat aus dem Garten gerade eben frisch angemacht. (...) wähle die besten Zutaten und dann bewahre ihren Eigengeschmack!“* Dieses hohe Lied der Einfachheit verfolgte niemand anders als Paul Bocuse[5]. Experimentieren auch Sie in Ihrer Küche mit Einfachheit und Natürlichkeit. Aus wenigen Zutaten viel zu zaubern, geschmackliche Feinheiten der einzelnen Nahrungsmittel hervorzuheben, ohne sie zu übertönen, ist eine hohe Kunst. Nehmen Sie den Frühling als Anregung für mehr Klarheit, Einfachheit und Natürlichkeit.

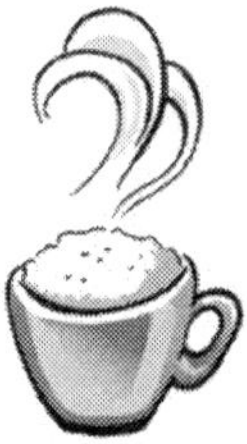

[5] Paul Bocuse, *Das Paul Bocuse Standardkochbuch*, Heyne, 1995

Sommer – Ausdruck und Fülle

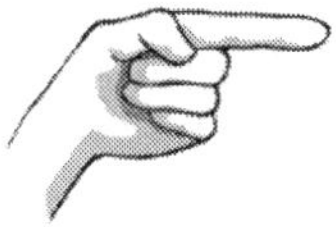

Lebensfreude und -fülle zeigen sich im Ausdruck der eigenen Einmaligkeit.

Wärme, Blütenpracht, Felder in vollem Korn, saftige Früchte, rote Beeren, blauer Himmel, heftige Niederschläge, schattige Bäume. Wiesen und Weiden mit Rindern und Pferden. Lange, helle Nächte. Klare, helle Morgen. Die kürzeste Nacht des Jahres und der längste Tag. Fülle und Wärme sind meine ersten Gedanken, wenn ich „Sommer" höre. Im Sommer scheint jede kleine Blume, jeder Käfer, jedes Lebewesen nach draußen zu streben, sich zu zeigen und seinen Teil zu der Fülle und Üppigkeit beitragen zu wollen.

Der Sommer ist eine Jahreszeit des „nach außen Gehens", des „sich Zeigens" und des eigenen sichtbaren Ausdrucks sowohl in der Natur als auch im Alltagsleben. Das Leben findet draußen statt. Die Menschen zeigen sich mitunter bis auf die Haut, wenn nur noch leichte Bekleidung getragen wird. Es ist leichter, sich zu begegnen, weil man zwanglos durch die Stadt schlendert oder der Nachbar auch in seinem Garten arbeitet und man einen kleinen Schwatz über den Zaun halten kann.

Bei einem sommerlichen Spaziergang nehme ich im Meer aus Kornblumen im hoch stehenden Korn die Einmaligkeit jeder einzelnen Blüte wahr. Neben den blauen Kornblumen wachsen der rote Mohn und das gelbe Getreide. Alles gibt sich selbst Ausdruck, scheinbar ohne sich vergleichen zu wollen. Das ist bei uns Menschen nicht immer so. Schon ganz früh in der Kindheit haben viele Menschen erlebt, dass sie an anderen gemessen werden. Als kleines Kind erlebt man das unbewusst. Beispielsweise lief die Tochter der besten Freundin der Mutter schon zwei Monate früher oder der Sohn des Nachbarn lernte schneller schreiben. Diese Vergleiche und Beurteilungen, die damit einhergehende mangelnde Anerkennung landen als Energie im Unterbewusstsein und beeinträchtigen die eigene Selbstwahrnehmung. Nur wenige Menschen können sich selbst in ihrer Einmaligkeit sehen und sich freudig selber wertschätzen. Wertschätzung bedeutet, alles, was wir sind, denken und tun, nicht in „falsch“ und „richtig“, „gut“ und „böse“ zu sortieren, sondern aufzuhören zu vergleichen und sich selbst *unzensiert* so zu lieben, wie man ist.

Aus dieser bedingungslosen Akzeptanz der eigenen Person entwickelt sich ein kraftvoller, authentischer Ausdruck nach außen, der sich in allem wiederfindet:

- die Art, wie man spricht
- die Art, wie man sich kleidet
- die Art, wie man seine Zeit gestaltet
- die Art, wie man auf andere Menschen zugeht und ihnen begegnet
- die Art, wie man seine Arbeit tut

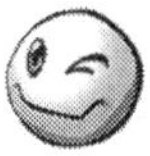

Die bedingungslose, liebevolle Akzeptanz des eigenen Seins ist die Basis, auf der das steht, was wir als „Authentizität“ bezeichnen.

In der Art und Weise, *wie* wir dem eigenen Leben Ausdruck geben, zeigt sich die eigene Einmaligkeit und die eigene Persönlichkeit. So geht es im Sommerkapitel um den einmaligen Platz im Leben. Kann dieser Platz im Leben nicht gefunden werden und/oder jemand nicht in den eigenen Ausdruck finden, entstehen Aggressionen. Die Kapitel *Wut* und *Einmaligkeit* betrachten diese Thematik sowohl aus der Perspektive der Krankheit als auch aus der Perspektive der Heilung.

Den eigenen Platz im Leben einzunehmen, hat sehr viel mit Klarheit zu tun. Obwohl dieser Platz eigentlich von Geburt an vorhanden ist, braucht es mitunter doch ein ganzes Leben, um ihn zu erkennen, zu akzeptieren und auszufüllen. Die Kapitel *Unklarheit* und *Klarheit* beschäftigen sich mit diesen Themen.

Das Sommerthema in seiner ganzen Fülle trägt die Chance und das Angebot in sich, zu einem glücklichen, leidenschaftlichen, wertschätzenden und ausdrucksstarken Leben zu finden.

Wut

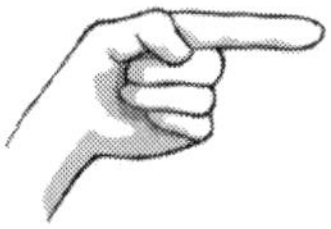

Nicht gelebte eigene Einmaligkeit wandelt sich in Wut, die Körper, Geist und Seele zu zerstören droht.

Essstörungen – entzündliche Magen- und Darmstörungen

Ana war 13 Jahre alt, als sie an Magersucht erkrankte. Sie stellte mir für dieses Buch ihre Erfahrungen aus ihrer Kindheit und Jugend zur Verfügung und ich habe sie hier im Original übernommen. Heute ist Ana 21 Jahre alt.

„Seit ich mich erinnern kann, habe ich versucht, Menschen in meiner Umgebung stolz auf mich, auf meine Leistungen, auf das, was ich geschafft habe, zu machen. Ich habe mir immer gewünscht, das Gefühl von Liebe, Respekt, Anerkennung zu bekommen. Ständig war es mir ein Anliegen, in einer Sache, in einem Tätigkeitsbereich gut zu sein, besser, besser als die meisten anderen Kinder und schließlich wollte ich die Beste sein. Aber egal, was ich versucht habe, an was ich mich ausprobiert und gemessen habe, der Mensch, von dem ich die Anerkennung und Liebe – bedingungslose Liebe – gebraucht hätte, konnte oder wollte sie mir nie entgegenbringen: meine Mutter. Sie hat mir nie das Gefühl gegeben, ihre Tochter zu sein, gleichwertiges Mitglied in unserer Familie zu sein. Ich konnte nicht immer die Stärkste, Klügste und diese eine, einzige Beste sein. Sobald mir dies klar wurde und ich zu Hause zu hören bekam, dass ich keine zufriedenstellende Leistung erbracht hätte, beziehungsweise wieso ich denn so eine schlechte Leistung erbracht hätte und wieso die anderen Kinder bei dieser oder jener

Sache so viel besser seien, kam in mir ein Gefühl der Wertlosigkeit, des Zorns, der Wut auf. Diese Aggression konnte ich aber nie äußern, nie in Worte fassen, wie es mir geht, wie ich mich fühle, wenn mir jemand, der mir sehr nahe steht, so etwas sagt. Diese negative Energie durchströmte meinen ganzen Körper und fand keinen Weg, sich zu entladen. Ich wusste nicht, wie ich es schaffen könnte, mich dieser zu entledigen, sie loszuwerden. Und diese Energie entlud sich dann an meinem Körper – jahrelang hatte ich täglich Kopfschmerzen, Bauchschmerzen, war unkonzentriert und unzufrieden mit allem, was ich tat. Jede Form von Kritik wurde für mich zur Zerreißprobe. Ich bekam Weinkrämpfe und konnte meine Wut und meine Enttäuschung nur an mir selber auslassen.

Schließlich fand ich einen Weg, zu zeigen, was ich kann. Ich begann mit dem Volleyballspielen. Meine Kraft fand einen Weg, sich endlich zu entladen. Ich fühlte mich glücklich – und ich konnte es kaum glauben, als meine Mutter mir nach einem gewonnenen Turnier zurief, sie sei stolz auf mich. Ich fühlte mich, als könnte ich die ganze Welt umarmen. Dies ging vier Jahre lang gut und dann veränderte ein Unfall – ausgerechnet während des Volleyballtrainings – mein Leben. Ich verletzte mich so sehr, dass ich meinen Lieblingssport nicht mehr ausüben konnte, ohne Schmerzen zu haben. Und so musste ich schweren Herzens damit aufhören.

Dies war der Punkt, an dem ich die Lust auf alles verlor. Dinge, die mir davor Freude bereitet hatten, wurden für mich uninteressant. Meine Konzentration ließ sehr stark nach und in mir breitete sich ein Gefühl der Leere, des Leblos-Seins und tiefster Traurigkeit aus. Und mit am schlimmsten war für mich die Enttäuschung meiner Mutter. Ich hatte das Gefühl, sie konnte es anfangs kaum glauben. Immer wieder versuchte sie mich zum Training zu überreden, doch ich konnte nicht, so sehr ich es auch versuchte, es schmerzte zu sehr. Doch ihre Enttäuschung zu sehen, tat mir noch viel mehr weh. Der Zorn gegen sie, die nicht einsehen konnte, dass es nicht meine Schuld war, nicht mehr Volleyball spielen zu können, zerfraß mich innerlich. Ich verlor das Gefühl für Dinge, die mir bis dahin guttaten. Und irgendwie wollte ich mich auch dafür bestrafen, ein

‚schlechtes Kind‘ zu sein, das seine Eltern enttäuscht. Ich verbot mir alles, was schön war.
So kämpfte ich mich bis zur Pubertät durch. In der Schule wurde man mit ganz neuen Themen konfrontiert. Andere Dinge wurden wichtig. Viele haderten mit ihrem Aussehen, ihrer Figur. Mir war es schon so egal, wie ich aussah, was andere von mir hielten und welche Probleme andere Mädchen hatten, aber ich dachte mir: Probier's mal aus. Ohnehin schon ganz ohne jegliches Körpergefühl versuchte ich mich also am Abnehmen. Und siehe da, es ging ganz ohne Probleme. Ich konnte es wirklich gut. Die anderen schauten nur so, als bei mir nach und nach die Kilos purzelten. Ich hatte gar kein Problem dabei. Schließlich war mir die Lust auf Essen schon lange vergangen. Essen wurde für mich geschmacklos, regelrecht ‚farblos‘. So fand ich mein ‚Talent‘ fürs Abnehmen. Ich wurde bewundert, gelobt und man sah mich als kompetent und als Expertin für das Abnehmen an. Andere Mädchen holten sich Tipps, fragten, wie ich mein Konzept so eisern durchhalten konnte. Ich war gut darin, richtig einzigartig gut und bekam endlich die Anerkennung, die ich gesucht hatte. Nur nicht von meiner Mutter – es war ihr egal. So machte ich ein halbes Jahr weiter und zog meinen Plan durch. Wieso hätte ich auch damit aufhören sollen? Es war erfüllend, ich wusste, dass ich etwas wirklich kann. Ich hatte die ganze Zeit das Gefühl der totalen Kontrolle über mich und meinen Körper. Ich konnte die Veränderung, die alle anderen Menschen um mich erkannten, nicht wahrnehmen. Ich redete mir ein, sie wären bloß eifersüchtig, sie würden mir meinen Erfolg nicht gönnen und mein Glück nicht sehen wollen. Aber ich war wissend. Ich war stark, kraftvoll und tapfer. Denn 20 Kilo abzunehmen war schon auch mit Arbeit verbunden. Doch irgendwann stellten sich körperliche Schwierigkeiten ein. Das Gehen fiel mir schwer, das Atmen war zu anstrengend geworden und Stufensteigen wurde zu Leistungssport. Schließlich bekam ich von allen Seiten zu hören, ich sähe nicht mehr gesund aus, ich wäre zu dünn und bestünde nur mehr aus Haut und Knochen. Ich konnte und wollte es trotz allem nicht glauben.

Als mein Körper immer wieder versagte, ich immer wieder zusammenbrach und den ganzen Tag nur noch schlafen wollte, bekamen auch meine Eltern Angst und wiesen mich ins Krankenhaus ein. Ich fühlte mich verstoßen, abgestoßen, alleine gelassen und als Belastung, derer sich meine Eltern einfach entledigen wollten.
Im Krankenhaus wurde zwar mein Körper beziehungsweise dessen schlechter Zustand behandelt, aber mein Inneres, meine Trauer, meine Wut und meine Ängste interessierten niemanden. Die Psychotherapie, zu der mich meine Eltern drängten, hatte für mich keinerlei Sinn. Alles was ich wollte, war frei zu sein, raus zu kommen aus dem Krankenhaus und tun und lassen zu können, was ich wollte. So folgten noch zwei weitere Krankenhausaufenthalte, bis ich erkennen konnte, dass mir gewisse Menschen, wie meine Psychotherapeutin, einfach nur helfen wollten. So fing ich zum ersten Mal an, darüber nachzudenken, wieso man mir Hilfe entgegenbringen wollte. Es ging mir doch gut, oder? *Ich weiß doch, was mir guttut,* oder?“

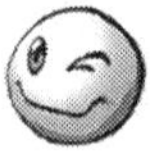

Die Suche nach uns selbst, nach dem Sinn unseres Lebens, kann in der Wut stecken bleiben.

Die Jahre kurz vor der Pubertät, während der Pubertät und kurz nach der Pubertät sind wichtige Jahre, sowohl um ein eigenes Selbstbild zu entwickeln als auch um seinen Platz im Leben zu finden. Es sind Jahre der Umorientierung, die ihren Ausdruck in der Geschlechtsreife haben und damit in eine ganz neue, noch nicht bekannte Dimension des Lebens führen. Junge Menschen suchen in diesen Jahren nach einem neuen Ausdruck ihrer selbst und experimentieren damit, wie sie sich nach außen zeigen und darstellen können. Es ist somit auch eine Lebensphase der Unsicherheit.
Diese Suche nach dem Selbst kann in der Wut stecken bleiben. Der Wut, sich selbst nicht zu mögen, den eigenen Anforderungen und Ansprüchen nicht gerecht werden zu können. Der Wut, nicht genügend Anerkennung von außen zu bekommen. Der Wut, das Leben selbst nicht ausreichend nach außen ausdrücken und kontrollieren

zu können. Einer Wut darüber, dass die Dinge so sind, wie sie sind. Diese Wut kann auch noch weit ins Erwachsenenleben hinein ein ständiger Begleiter sein. Das Kräftezehrende dieser Wut kann darin liegen, dass sie *nicht* ausgedrückt wird, sondern unter der Oberfläche eines mitunter nach außen sehr netten, sehr fröhlichen Menschen brodelt und ihn *von innen auffrisst.*

Wut führt dazu, dass wir keinen klaren Gedanken mehr fassen können, dass wir den Überblick verlieren und die gesamte geistige und körperliche Kraft der Wut selbst zur Verfügung stellen. Der Herzspezialist W. Redford hat herausgefunden, dass Menschen, die von ihrer Wut bestimmt sind, eine geringere Lebenserwartung haben; denn Wut zerstört vor allem eins: die eigene Gesundheit. Im Wutanfall erhöhen sich Blutdruck und Adrenalinausschüttung messbar. Wut, die einen Menschen über lange Zeit begleitet, kann das Herzinfarktrisiko steigern und auch schwere Magen- und Darmprobleme mit sich bringen.

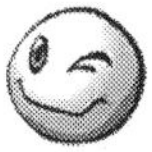

Wer in diesem Feuer seiner eigenen Wut gefangen ist, nimmt sich meistens nur noch über den eigenen Schmerz wahr.

Krankheiten, die in ihrer medizinischen Bezeichnung auf -itis enden, so zum Beispiel Colitis oder Gastritis, zeigen das innere Feuer an. Etwas hat sich entzündet und ist zu einem Brandherd geworden. Wer in diesem Feuer seiner eigenen Wut gefangen ist, nimmt sich meistens nur noch über den eigenen Schmerz wahr. Dieser Schmerz kann sowohl ein seelischer als auch ein körperlicher als auch eine unklare Mischung aus beiden Ebenen sein. Ein Patient sagte mir: *„Ich gebe meine ganze Kraft an den Schmerz."* – ein anderer Patient drehte diesen Satz herum und sagte: *„Der Schmerz nimmt mir die ganze Kraft."* Da die Selbstwahrnehmung so auf den Schmerz reduziert ist, kann sich der Betroffene auch nicht mehr im Dialog mit der Außenwelt wahrnehmen. Die Lebensaufgabe, seine Individualität aufzufinden, sich selbst liebevoll zu bejahen und so seinen Platz im Leben einzunehmen, scheint unerfüllbar. Ana schildert dieses Gefangensein. Sie konnte die Problematik und auch die Schwere ihrer Erkrankung nicht erkennen. Sie konnte auch ihre Einmaligkeit und ihren Platz in ihrer Familie nicht erkennen. Im Zenit der Krankheit war sie sich auch körperlich entfremdet.

Essstörungen wie Anorexie oder Bulimie können ein Ausdruck von Wut sein, die sich gegen die eigene Gesundheit richtet. Aber auch einer Adipositas, einem Morbus Crohn, einer Gastritis oder Colitis kann dieses Thema zugrunde liegen. Die Aufgabe, die eigene Individualität zu etablieren, wird mit dem Protest zum Beispiel gegen die Eltern verwechselt. Statt die eigentliche Aufgabe zu lösen, den eigenen einmaligen Ausdruck zu finden, geht die kreative Kraft dahin, die Wut zu unterdrücken.

In der Pubertät sind diese Prozesse besonders sichtbar; jedoch kommen Phasen der Orientierung und Suche nach der eigenen Identität, nach dem eigenen Platz und dem eigenen Ausdruck im Laufe des Lebens immer wieder vor. Häufig sind sie mit Umbrüchen im Leben verbunden wie zum Beispiel der Geburt eines Kindes, dem Tod eines Elternteiles, einem Arbeitsplatzwechsel oder Umzügen, die jeder Mensch anders wahrnimmt.
Es kann sein, dass so eine Phase im Leben als derart essentiell und bedrohlich erlebt wird, dass sie zu einer akuten körperlichen Krise führt. In diesem Fall liegt die heilende Gegenbewegung zunächst außerhalb der eigenen Person. Hilfe von außen zu suchen und Hilfe von außen anzunehmen, sind hier die ersten Schritte zur Heilung. Die Schulmedizin mit allen ihren therapeutischen, auch psychotherapeutischen Möglichkeiten ist der erste Ansprechpartner. Ohne äußere Intervention durch Arzt, Krankenhaus und Psychotherapeutin hätte Ana wahrscheinlich nicht überlebt. Der Patient gewinnt durch die Behandlungen zum einen Zeit, in der sich die Krise langsam glätten und klären kann. Zum anderen verschlechtert sich sein Zustand nicht weiter, sondern wird durch die Intervention stabilisiert. In einer ernsten krisenhaften Krankheitsentwicklung ist es

unendlich wertvoll, wenn der körperlich-seelische Abwärtstrend zum Stillstand kommt. Es ist eine große Entlastung, wenn man beginnen kann, dem eigenen Körper wieder zu vertrauen.

Einmaligkeit

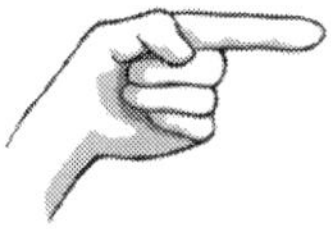

Lebensfreude und Ausdruck finden.

Ana, heute 21, schilderte ihren Weg in die Krankheit hinein in dem Kapitel *Wut*. In diesem Kapitel beschreibt sie ihren Heilungsweg.
„Ein erster großer Schritt war für mich der ernsthafte Anfang einer Psychotherapie. Damit meine ich, dass ich die Hilfe angenommen habe, die mir angeboten wurde. Dies war ein innerer Prozess, eine Selbst-Erkennung, ein Erkennen meiner Probleme.
In der Psychotherapie lag der Fokus nicht darauf, meinen abgemagerten Körper wieder ‚instand zu setzen'. Anfangs war das Zunehmen natürlich sehr wichtig, da ich große körperliche Probleme hatte, aber es ging bei meiner Krankheit in erster Linie um psychische Probleme, die bis dahin im Krankenhaus und seitens meiner Eltern nicht erkannt oder nicht ernst genommen wurden. Nun hatte ich in der Psychotherapie die Möglichkeit, zu lernen, wie ich meine Ängste, meine Sorgen, all meine Gedanken artikulieren kann und dass ich das auch darf. Zum ersten Mal wurden meine Sorgen ernst genommen und nicht ignoriert oder heruntergespielt.
Die Psychotherapie half mir auch, einen neuen Blick auf mich selber zu werfen, von einem anderen Standpunkt aus (als würde ich eine Position außerhalb meines Körpers einnehmen) mein Leben, meine Wünsche, mein Verhalten und meine Sorgen zu betrachten. Und im Laufe einer sehr langen Therapie, die sich über mehr als fünf Jahre hinstreckte, begann ich darüber nachzudenken,

- *wer ich eigentlich bin,*
- *was ich bin,*
- *welche Rolle ich auf dieser Welt spiele.*

Ich dachte darüber nach, was mich auszeichnet, was mich ausmacht und wie ich zu anderen Menschen stehe. Bis dahin erkannte ich andere Menschen immer als viel stärker, viel fester im Leben stehend und als glücklich. Nur ich war irgendwie nicht glücklich. Wieso? Diese Frage beschäftigte mich sehr lange und ich suchte ständig nach Gründen, warum ich nicht glücklich sein kann.
Im Laufe all dieser Gedankenspiele, die sehr viel Zeit meines Lebens einnahmen, wurde mir bewusst, dass ich mich selber behindere. Denn es war nicht so, dass ich nicht glücklich sein konnte, sondern dass ich es nicht wollte. Dass ich es mir selber verboten habe, glücklich zu sein, dass ich mich quälen wollte, da ich unbewusst meinte, nicht zu verdienen, glücklich zu sein. Diese Erkenntnis öffnete mir die Augen, ich besprach meine Gedanken mit meiner Therapeutin. Da keimte in mir die Idee, etwas zu finden, irgendeine Sache, die mich glücklich macht. Ich wollte das Gefühl endlich wieder einmal erleben, und zwar bewusst. Ich wollte es genießen.
Da erinnerte ich mich an ein Hobby, das mir schon früher in meinem Leben begegnet war. Ich habe kurz vor meiner Erkrankung sehr oft mit Perlen gebastelt. Es war eine der wenigen Beschäftigungen, die mir als sinnvoll erschien und bei der ich meine Kreativität voll und ganz ausleben konnte. Schüchtern tastete ich mich also an Perlenketten heran. Und siehe da, ich bekam sehr viel Lob von anderen Menschen, von Freunden, die mir während der Zeit meiner Erkrankung beigestanden haben, und bei denen ich mich nun bedanken konnte. Ich konnte ihnen mit meinen Basteleien eine Freude machen. Ich war glücklich, richtig glücklich. Ich strahlte.
Ich erlebte, dass ich ein Talent für etwas habe und mit anderen Menschen mein Glück und meine Freude teilen konnte. Ich fühlte mich nicht mehr ausgeschlossen, sondern als ein Teil unter vielen Teilen, die die Menschheit ergeben. Diese Erkenntnis ermöglichte es mir endlich, Mut zu fassen, mein Leben neu zu gestalten und meine Stärke anzuerkennen. Denn eine Krankheit wie Anorexie bzw. Magersucht erfordert sehr viel Stärke und Disziplin. Doch nun wollte ich meine Kraft auf neue Wege leiten – ich lebte meine Kreativität nun endlich richtig aus. Dieser Prozess führte zu einem langen Prozess der Selbst-Findung, der Selbst-Erkennung, der Selbst-

Liebe und somit auch der Selbst-Heilung. Ich konnte meinen Wert und meine Einzigartigkeit nun (an-)erkennen und mich immer weiter von meinen Ängsten und Sorgen, die zu meiner Krankheit geführt haben, verabschieden."

Menschen, die Heilung erfahren haben, berichten wie Ana darüber, dass es ein Prozess der Selbstheilung gewesen ist, angestoßen durch die Veränderung ihrer Selbstwahrnehmung.
Byron Katie[6] hat aus dieser eigenen Leidenserfahrung eine Methode entwickelt, die sie seit 20 Jahren Menschen kostenlos zur Verfügung stellt und die „The Work" heißt – einfach nur „Die Arbeit". Sie war ein Mensch, der sich seiner Wut, seinen Frustrationen, seiner Selbstzerstörung derart hingeben konnte, dass sie weder ihrem Beruf noch ihren Kindern gerecht werden konnte, massives Übergewicht hatte und am Ende in der Psychiatrie einen vorübergehenden Zufluchtsort fand. Dort hatte sie ein sehr tiefes Erlebnis, das zur Entwicklung von „The Work" führte. „The Work" ist eine Arbeit, die man immer wieder machen kann und die den direkten Weg aus der Wut heraus zeigt. Bei mir selbst und meinen Patienten habe ich diese Arbeit als sehr kraftvoll erlebt. Viele meiner Klienten sind in ganz bestimmten festen Vorstellungen gefangen. Sie empfinden vieles in ihrem Leben wie das berühmte „halbleere Glas" und nichts und niemand kann sie davon überzeugen, dass die Sichtweise ebenso zutreffend sein kann: Genau dasselbe Glas sei „halbvoll". „The Work" nimmt genau dieses Phänomen der unterschiedlichen Sichtweisen auf und arbeitet mit der Umkehrung der eigenen Überzeugungen. Anas feste Überzeugung *„Meine Mutter sollte mich mehr lieben"* würde mithilfe der Überprüfungen von „The Work" zum Beispiel umgekehrt in: *„Ich sollte mich mehr lieben"* oder: *„Ich sollte meine Mutter mehr lieben."* Die Erkenntnis dieser *beiden zusätzlichen* Sichtweisen bedeutete für Ana ein Aufbrechen ihrer Blockaden.

---

[6] Byron Katie & Stephen Mitchell, *Lieben was ist. Wie vier Fragen Ihr Leben verändern können,* Goldmann Arkana, 2002

Der Weg, den die Überprüfung durch „The Work“ geht, bringt Sie in Kontakt mit sich selbst. Sie erkennen, dass es unterschiedliche Perspektiven gibt, die genauso „wahr“ sein können, und diese Erkenntnis hilft, frei zu werden. Sie hilft, kreativ und aktiv zu beginnen, das eigene Leben zu gestalten und das Leben nicht mehr von der Wut bestimmen zu lassen. Den Link zu dem „Worksheet“ von Byron Katie finden Sie im Anhang.

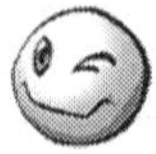

Die Erkenntnis und der Respekt davor, dass es unterschiedliche Perspektiven gleichberechtigt gibt, befreit.

Der Weg zur eigenen Einmaligkeit führt auch über die Freude.

- Womit beschäftigen Sie sich gerne?
- Was fasziniert Sie?
- Worüber empfinden Sie eine tiefe innere Freude?
- In welcher Tätigkeit können Sie ganz aufgehen?

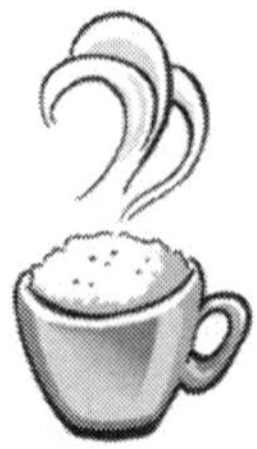

Haben Sie sich Notizen gemacht? Schauen Sie noch einmal, was Sie geschrieben haben: Nehmen wir zum Beispiel eine Tätigkeit, in der Sie ganz aufgehen können. Eine so erfüllende, spannende, kreative Tätigkeit führt dazu, dass Sie die Zeit vergessen, dass der innere Schweinehund, der immer was zu meckern hat, ganz still und ruhig schläft und Sie sich selbst einfach nur glücklich und erfüllt fühlen, ohne das genauer benennen zu können. So eine Erfahrung ist eine Erfahrung der Fülle, des Friedens und der bedingungslosen Akzeptanz dessen, was ist.

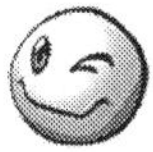

Wenn wir die Zeit vergessen, weil wir so sehr lieben, was wir tun, dann erleben wir ganz uns selbst.

Übung: In den Ausdruck gehen

Für diese Übung brauchen Sie Platz. Am besten kann man diese Übung draußen machen, wo einen niemand hört. Es geht darum, Ihre Schritte mit Tönen zu verbinden. Sie können zum Beispiel ganz schwer auftreten und jedes Mal, wenn Sie auftreten, spontan einen „lauten“ Ton finden, wie z. B. ein Seufzer oder ein Schrei. Oder Sie können mit kleinen leichten Schritten schnell gehen und es mit einem leichten, flotten Ton verbinden, wie ein „t-t-t-t“ verbinden.
Wichtig ist, der Emotion, die mit dem Schritt fühlbar wird, einen Ausdruck über Ihre Stimme zu verleihen. Das hat zwei Wirkungen: Zum einen geben Sie sich nach außen hörbaren Ausdruck. Zum anderen können Sie selber Ihren Ausdruck hören. Sie gehen praktisch in einen lauten, direkten Dialog mit sich selbst, ohne dass der Kopf sich mit Argumenten, Glaubenssätzen, Vorstellungen und Gedanken dazwischenschalten kann. Das ist eine sehr kraftvolle Übung.

Mit der Zeit gelingt es Ihnen, die Bewegungsbedürfnisse Ihres Körpers besser wahrzunehmen:
- Welche Schrittlänge, welche Geschwindigkeit, welche Schrittschwere möchte Ihr Körper ausdrücken?
- Welchen Ton möchte Ihre Stimme dieser Bewegung hinzufügen?

Um in der Gestaltung ganz frei zu sein und auch sehr laut werden zu können, suchen Sie sich am besten ein einsames Stück Natur. Den eigenen Ausdruck zu üben, sowohl in der Bewegung des Körpers als auch im Lautwerden mit der Stimme, ist ein Weg zur Selbstakzeptanz und Lebensfreude.

Sie finden diese Übung auch sehr schön angeleitet auf unserer Übungs-CD, die Sie direkt bei mir bestellen können.

Unklarheit

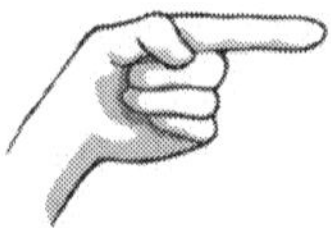

Der Körper reagiert auf Unklarheit im Leben und in der Ernährung.

Nahrungsmittelunverträglichkeiten – Allergien – Hals-Nasen-Ohren-Symptomatik

Unklarheit, Unentschlossenheit und Überempfindlichkeit entstehen oft aus dem Dilemma, den eigenen Platz im Leben nicht genau zu kennen oder die *Vorstellung* zu haben, ein anderer Platz wäre besser. Man ist sich seiner selbst nicht sicher, vertraut seiner inneren Stimme nicht und wird durch diese Unsicherheit sehr abhängig von der Anerkennung und Bestätigung durch andere Menschen und damit sehr verletzlich. Die erlittenen Verletzungen vergrößern wiederum die Unsicherheit.

Je nach persönlicher Veranlagung kann sich diese Unsicherheit unterschiedlich zeigen. Der eine versucht vielleicht möglichst energisch aufzutreten, während der andere versucht, eher behutsam und unauffällig durch das Leben zu gehen. Es gibt unterschiedliche Strategien. Hinter dieser Unsicherheit versteckt sich die Unklarheit über das eigene Potenzial. Man fühlt sich häufig überfordert, angespannt, ungeschützt, ratlos oder an Situationen oder Menschen ausgeliefert. Man braucht die Anerkennung der Umgebung wie das tägliche Brot.

Nahrungsmittelunverträglichkeiten und auch Allergien können Ausdruck von innerer Unklarheit und innerem Druck sein. Sie können Zeichen dafür sein, dass man nicht weiß, was man selber will (auch ernährungsmäßig), und nicht wagt, sich selber eindeutig Ausdruck zu geben. So bilden Unverträglichkeiten quasi einen Schutzwall gegenüber der Umgebung. Der Betroffene bekommt von der Unverträglichkeit Grenzen diktiert, die er selber nicht aktiv setzen kann oder will. Und so spielen sich viele Allergien auch direkt auf der Haut ab, der äußeren Grenze des Körpers.

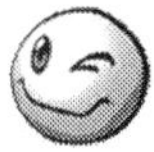

Die eigene innere Stimme nicht zu hören oder ihr nicht zu vertrauen, macht abhängig von der Bestätigung und Anerkennung anderer.

Die erste, die energische Strategie kann sich in schnellen, harten Entscheidungen äußern, die ohne Rücksicht auf Verluste in einem großen Tempo „konsequent durchgezogen“ werden und alle Beteiligten vor vollendete Tatsachen stellen. Diese Lebensstrategie kann ihre Wurzeln darin haben, dass der betroffene „Schnellentscheider“ sich oftmals selbst vom Leben vor vollendete Tatsachen gestellt fühlt. Mediziner sprechen heutzutage von der „Managerkrankheit“, die sich darin äußert, dass unterschiedliche Organe des Körpers aufgrund von Stress und Überforderung krank werden. Wer so auf Dauer seinen Lebensmotor auf Höchsttouren gefahren hat, für den heißt es grundlegend umdenken:

- langsamer treten
- Pausen einlegen (wahrscheinlich muss ein neues Bewusstsein für den Begriff „Pause“ erworben werden)
- zu sich selber kommen (Zeit für sich selbst *und* Geduld mit sich selbst)
- klären, was man selber will (leisten Sie sich z. B. einen Coach für ein paar Stunden, der Ihnen hilft, Klarheit zu finden)
- Verantwortungen abgeben (was liegt wirklich in Ihrer Verantwortung und was könnten Sie abgeben?)

„Klären, was man selber will“ ist so einfach gesagt. Byron Katie sagt, es gäbe drei Arten von „Business“:

1. My Business
2. Your Business
3. God’s Business

Nur „my business“ fällt in den Bereich, den man für sich selbst klären kann. Klären, was man selber will. Die beiden anderen Bereiche gehen uns eigentlich nichts an. Das bedeutet nicht, ein Leben zu führen, das die eigene Umgebung ignoriert, sondern es bedeutet lediglich, einen klaren Fokus im Leben zu haben und zu respektieren, dass Verantwortung im Leben auf alle Schultern verteilt ist und man die anderen Menschen in ihrer Kompetenz bestätigen darf.

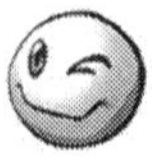

Wer einen klaren Fokus im Leben hat, weiß, was „seins“ ist und was „nicht seins“ ist. Er kennt seine Kompetenz und kann andere Menschen in ihrer Kompetenz bestätigen.

Die zweite Lebensstrategie, die Unklarheit mit sich bringt, ist die, möglichst behutsam und unauffällig durch das Leben zu gehen.

Lukas, 38 Jahre alt, war gut etabliert als Familienvater mit eigenem Haus und eigener Praxis. „Über Nacht“ verliebte er sich neu und gründete eine zweite Familie in einer zweiten Wohnung. Er ließ alles parallel laufen in der Hoffnung, dass sich das Problem irgendwie von alleine lösen würde. Das führte dazu, dass Lukas nach und nach unter einen ungeheuren Druck geriet. Dieser Druck braute sich zusammen aus den Erwartungen seiner alten Familie, den Ansprüchen seiner neuen Familie sowie seinen eigenen ungeklärten Vorstellungen und Gefühlen. Er wusste nicht, was er selber wollte, und hoffte, alles würde sich in Wohlgefallen auflösen – irgendwann – irgendwie. Unklarheit und Unentschlossenheit verbarrikadierten langsam sein Leben. Der Druck zeigte sich in Magenschmerzen, die sein Arzt auf Nahrungsmittelunverträglichkeiten zurückführte.

Oder Valerie, 31 Jahre alt. Sie hatte diverse Nahrungsmittelunverträglichkeiten, die sich über die letzten Jahre verschlimmert hatten. Sie wusste nicht mehr, was sie noch essen konnte, denn sie schien mittlerweile auf *alles*, was sie aß, in irgendeiner Form zu reagieren. Bauchschmerzen, Durchfälle, Nasennebenhöhlenentzündung, Kurzatmigkeit und anderes mehr banden sich zu einem bunten Strauß von Symptomen. Unsere Gespräche drehten sich auch um ihre Lebenssituation und Valerie äußerte sich so: *„Mein Beruf macht mir keinen Spaß.“* Frage von mir: *„Was würden Sie denn gerne machen?“ „Keine Ahnung, aber zu diesem Beruf und auf dieses berufliche Umfeld habe ich keine Lust mehr.“* Oder auch: *„Meine Partnerschaft ist so schwierig.“* Frage von mir: *„Was würde Sie denn in Ihrer Partnerschaft glücklich machen?“ „Ich weiß es nicht.“* Valerie vereinbarte immer wieder neue Termine mit mir, ohne dass sie aus diesem *„Ich weiß nicht“* oder dem *„Ich will nicht“* herauskam – weder ernährungsmäßig noch in ihrem Alltag oder ihrem Selbstverständnis.
Dies-will-ich-nicht-und-das-will-ich-auch-nicht. Ich-weiß-nicht-was-ich-will … war für Valerie zu einer Falle geworden, in der sie festsaß und in der sie immer kränker wurde; denn genau dieses Thema wurde vom Körper immer wieder „im Außen“ formuliert: Haut-„Ausschläge“, „die Nase voll haben“, „auf etwas scheißen“ – wie man es auch benennen mochte.

Für Lukas und Valerie war es nötig, sich jeden Tag aufs Neue in Klarheit zu üben:

- zu sich selber zu kommen
  - ✓ Was brauche ich?
  - ✓ Wie fühle ich mich mit dieser Situation?
  - ✓ Was nehme ich jetzt gerade wahr? Und setze ich das auch in die Tat um?
- klären, was sie selbst wollen
  - ✓ Was will ich in dieser Situation?
  - ✓ Und was will ich erreichen?
  - ✓ Wie geht es mir mit meiner Entscheidung?
  - ✓ Was kann ich ändern?
- Verantwortung für sich zu übernehmen
  - ✓ Was ist „meins"?
  - ✓ Was müssen andere selber regeln?
  - ✓ Ich zeige mich genauso, wie ich bin.
  - ✓ Ich bleibe gut bei dem, was ich in mir wahrnehme.

Vielleicht mögen Sie an dieser Stelle selbst über diese Punkte nachdenken und sich Notizen machen.

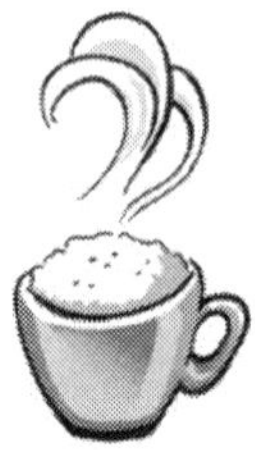

Die Beziehung zum eigenen Körper und zur eigenen Seele verlangt nach Klarheit und Bewusstheit. Der Dünndarm verlangt diese Klarheit auch in Bezug auf Nahrungsmittel. Kann er die Nahrungsmittel, die wir ihm zuführen, nicht eindeutig aufschließen und zuordnen, dann sortiert er sie unter „Schadstoffe" ein. An dem Punkt, wo ein Nahrungsmittel vom Körper als „Schadstoff" kategorisiert wurde, kann es relativ schnell zu Nahrungsmittelunverträglichkeiten kommen; denn das Immunsystem macht keinen Unterschied mehr, ob es sich um einen Grippevirus handelt oder um das Frühstücksei, den Apfel, die Milch im Kaffee oder die Erdbeeren zum Nachtisch. Es reagiert auf den „Stoff, der ihm schadet" und fährt die Abwehr hoch. Solche Nahrungsmittelunverträglichkeiten müssen sich nicht unbedingt in Bauchschmerzen und Durchfall äußern, sondern können sich zum Beispiel auch in chronischen Nasennebenhöhlenentzündungen, Bronchitiden oder Hautausschlägen zeigen, aber auch viele Gelenkerkrankungen sind Langzeitfolgen einer Lebensweise, die vom Körper als „schädlich" empfunden wurde. Fast alle diese Reaktionen haben ihre Wurzeln in einer Reaktion des Dünndarmes und können deshalb mit ganzheitlichen Methoden oft wesentlich besser behandelt werden als mit lokal begrenzten Mitteln.

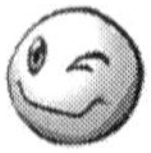

Die Beziehung zum eigenen Körper und zur eigenen Seele verlangt nach Klarheit und Bewusstheit.

Wird das eigene Potential nicht gelebt, findet die eigene Persönlichkeit keine Form sich auszudrücken, befindet sich das eigene Leben in einem nebulösen Raum von Unentschlossenheit, Unklarheit, dann sucht der Körper Wege des Ausdrucks.
„Sag du es ihm", sagte die Seele zum Körper, „auf mich hört er nicht."

Übung: Klarheit gewinnen
(angelehnt an Julia Cameron[7] „Morgenseiten“)

Entdecken Sie sich und damit auch Ihr inneres Kind, Ihre innere Weisheit. Fördern und schützen Sie diese innerste Instanz, sodass sie sich selber Ausdruck geben kann.
Suchen Sie sich einen Raum und eine Uhrzeit, wo Sie ungestört sind. Kaufen Sie sich ein schönes Tagebuch, vielleicht auch Buntstifte oder einen Stift, mit dem es sich besonders angenehm schreibt. Vielleicht hilft es Ihnen, sich für eine regelmäßige Tageszeit zu entscheiden. In dieser Zeit geben Sie Ihrer innersten Instanz die Möglichkeit sich auszudrücken, und zwar indem Sie alles aufschreiben oder aufmalen, was Ihnen „einfällt“. Geben Sie Ihren Gefühlen „unzensierten“ Ausdruck. Lassen Sie einfach den Stift über das Papier gleiten, schreiben Sie drauf los, ohne es noch einmal zu lesen oder darüber nachzudenken.
Ich wurde ganz häufig gefragt: „Ja, was soll ich denn schreiben? Mir fällt nichts ein.“ Dann schreiben Sie einfach, was Sie um sich herum sehen, wie Sie sich gerade fühlen. Jeder „krause“ Gedanke, der Ihnen durch den Kopf geht. *Alles* ist willkommen!
Wenn Sie das jeden Tag tun, werden Sie merken, wie Sie immer stärker in Ihren eigenen Ausdruck finden. Sie werden Ihre eigene Kompetenz und Klarheit immer stärker spüren und sichtbar auf dem Papier wahrnehmen können.

---

[7] Julia Cameron, *Der Weg des Künstlers. Ein spiritueller Pfad zur Aktivierung unserer Kreativität,* Droemer Knaur Mens Sana, 2009

Klarheit

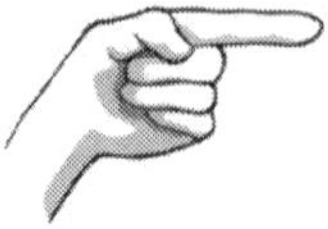

Klarheit ist Lebenskraft – für Seele und Körper.

Klarheit ist eine große Lebenskraft. Klarheit ist auf vielen unterschiedlichen Ebenen nötig:

- Klarheit unserer Gefühle
- Klarheit unserer Gedanken
- Klarheit des einzelnen Lebensmittels

Ein Apfel frisch vom Baum ist ein Apfel. Das ist eine ganz klare Angelegenheit. Wenn man allerdings einen Apfelkuchen, ein Glas Apfelmus oder ein Apfel-Rhabarber-Fruchtsaftgetränk kauft, schwindet die Klarheit. Zutaten unterschiedlichster Qualität kommen hinzu, werden mitunter für den Verbraucher nicht deklariert, weil sie sich unterhalb eines gesetzlichen Grenzwertes befinden, müssen aber vom Bauch des Verbrauchers verdaut werden. So können wir in unserer Ernährung ähnlich unklare Gemengelagen haben, wie Lukas sie zum Beispiel in seinem Leben mit seinen beiden Familien hatte.

Die eine Komponente zur Heilung ist die Abklärung unserer Gefühle und unserer Gedanken. Die andere wichtige Komponente zur Heilung ist die Reinheit und Klarheit der Nahrungsmittel, die wir essen. Klarheit auf allen Ebenen unterstützt unsere Heilung.

Damit Lukas Klarheit erreichen konnte, musste er die große Verwirrung, in der er lebte, in kleine, handhabbare Einheiten unterteilen und dann entscheiden, wie er mit diesen kleinen Einheiten weiter umgehen wollte. Eine erste Einheit war die, einen Überblick über seinen persönlichen Besitz zu erlangen. Bücher, Hemden, Hosen, Socken, Zahnbürsten hatten sich über beide Haushalte und auch seine Praxis verteilt. Er wusste oftmals nicht mehr, wo sich welcher Anzug befand. Nachdem er so in seinen persönlichsten Raum Struktur gebracht hatte, war der nächste Schritt, die klare Kommunikation mit den beiden Frauen zu suchen. Hier war es wichtig, zuerst einmal offenzulegen, wie es *ihm* ging, d. h. sich selbst und seine Befindlichkeit zu zeigen. Dann galt es zu klären, d. h. zu hören und genau hinzuhören, wie es den beiden Frauen und den Kindern ging, und so Schritt für Schritt Strukturen zu finden, die für Lukas und seine Familien sowohl tragfähig waren als auch transparent.

Tragfähigkeit und Transparenz sind auch in Bezug auf die Ernährung essentiell. Nehmen wir ein natürlich gewachsenes Nahrungsmittel wie einen Apfel oder eine Kartoffel, dann haben wir nicht nur ein tragfähiges Nahrungsmittel, das uns nährt, sondern wir haben auch maximale Transparenz:
Man weiß genau, was man isst.
So ein natürlich gereiftes, natürlich belassenes Lebensmittel enthält zudem die meisten „Vita"-l-stoffe. „Vita" heißt Leben. Als *Vitalstoffe* werden Substanzen bezeichnet, die dem Leben dienen. Ich betrachte hier als die wichtigsten Vitalstoffe:

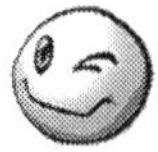

Wissen Sie genau, was Sie jetzt gerade essen?

- Vitamine
- Mineralstoffe
- Ballaststoffe
- Essentielle Aminosäuren
- Spurenelemente

Die normale Ernährung in allen Industrieländern besteht weniger aus dem vom Baum gepflückten Apfel und dafür sehr viel mehr aus Nahrungsmittel-Produkten. In den 80er-Jahren haben die Hersteller dieser Produkte selbst(!) festgestellt, dass durch die Herstellung des Produktes viele Vitalstoffe verloren gingen und beim Verbraucher eine *Mangel*ernährung vorprogrammiert sei. Die Nahrungsmittelproduzenten begannen, diese Vitalstoffe *künstlich* herzustellen und sie den Produkten im Nachhinein hinzuzufügen, um so der Mangelernährung vorzubeugen. Auf sämtlichen Verpackungen von Nahrungsprodukten müssen zum einen die Nährstoffe, Energiegehalt, Fettgehalt und Proteingehalt und zum anderen die hinzugefügten Stoffe, unter anderem auch künstliche Vitamine und Mineralstoffe, deklariert sein. Werden Grenzwerte, die vom Gesetzgeber festgelegt wurden, unterschritten, so müssen die Inhaltsstoffe nicht mehr deklariert sein. Diese Deklaration sagt aber nichts aus über die Verträglichkeit und darüber, ob der Körper diese Stoffe überhaupt aufnehmen kann und wie er sie verdaut.

Vitamine müssen mit der Nahrung aufgenommen werden, da der Stoffwechsel sie zum größten Teil nicht aus einer Umwandlung anderer Energieträger herstellen kann. Genau betrachtet ist Vitamin D kein Vitamin, da es vom Körper selbst hergestellt werden kann, sofern genügend UV-Licht zur Verfügung steht. D. h. Spaziergänge, auch bei schlechtem Wetter(!), sind die perfekten Vitamin-D-Versorger.
Vitamine sind flüchtige Gesellen. Hohe Temperaturen, lange Kochzeiten und lange Lagerzeiten mögen sie nicht. Vitamine sind organische Stoffe. Frische Lebensmittel, die nicht mikrogewellt oder lange gekocht wurden, verfügen über genügend Vitamine, um die Versorgung sicherzustellen. Anders sieht es aus, wenn durch Fehlernährung oder hohe Beanspruchung ein Mangel eingetreten ist (lange Nächte, viel Alkohol oder eine Krankheit oder Schwangerschaft). Dieser Mangel ist mit „nur" gesunder Ernährung schwer zu decken und erfordert zusätzliche Maßnahmen, die Sie mit Ihrem Arzt oder Heilpraktiker genau klären sollten.
Ein Zuviel von bestimmten Vitaminen kann genauso schädlich sein wie ein Zuwenig. An vorderster Front des „Zuviel des Guten" steht das Vitamin A. Ein Zuviel davon kann zu schweren Leberschäden führen; deshalb sind Multivitamin-Präparate, die fast alle die Tageshöchstdosis an Vitamin A enthalten, mit Vorsicht zu genießen.

Zu den Vitalstoffen zählen auch die *Mineralstoffe*. Es sind anorganische Stoffe. Mineralstoffe sind gegen die meisten Zubereitungen unempfindlich. Sie können gekocht, gelagert oder der Sonne ausgesetzt werden. Das Einzige, was passieren kann, ist, dass sie ausge-

schwemmt werden. D. h., am Ende des Kochvorganges befinden sich viele der Mineralstoffe nicht mehr in der Kartoffel, sondern im Kochwasser. Gemüsekochwasser zu trinken, ist eine fantastisch billige Basenkur und schmeckt zudem auch noch.
Einen Teil der Nähr- und Vitalstoffe legt der Körper in Depots, einen anderen Teil verwertet er sofort. So ist es dem Körper zum Beispiel nicht möglich, große Depots von Kalium anzulegen, das aber wiederum ein essentieller, steuernder Mineralstoff für unsere nervlichen Reaktionen ist. Das heißt, wir brauchen täglich Kalium in unserer Nahrung. Der tägliche Bedarf des Menschen liegt bei ungefähr 2 g. Kaliumreiche Lebensmittel sind u. a. Aprikosen, Bananen, Bohnen, Chilis, Käse, Kartoffeln, Pilze und Spinat, in denen rund 0,4 g Kalium/100 g Lebensmittel vorkommen.

Weitere Vitalstoffe werden erst im Dickdarm aus *Ballaststoffen*, z. B. Pflanzen- und Obstfasern, durch einen Fermentationsprozess gewonnen. Dieser Prozess kann bei empfindlichen Menschen oder Menschen mit einer gestörten Darmflora zu unangenehmen und auch schmerzlichen Blähungen führen. Normalerweise werden gekochte Gemüse gut vertragen. Schwieriger ist es mit manchen Obstsorten, wobei das individuell unterschiedlich ist und das kurze Anschmoren von frischem Obst, z. B. im Wok, sich als sehr hilfreich erwiesen hat. Kritisch wird es dann mit Vollkornprodukten, die nicht fein genug vermahlen sind, Hülsenfrüchten und allen Kohlarten. Wer empfindlich ist, sollte auf die „kritische Kategorie“ verzichten.

Essentielle Aminosäuren sind Stoffe, die lebensnotwendig sind – eben essentiell –, vom Körper aber nicht hergestellt werden können und deshalb über die Nahrung aufgenommen werden müssen. Die Sache mit den Aminosäuren ist etwas komplexer, es kommt auf die Kombination an. Perfekte Lieferanten für essentielle Aminosäuren sind traditionelle Gerichte. So wird in Deutschland zum Beispiel Rührei mit Kartoffeln und Gemüse oder in Indien Reis und Dal (rote Linsen) oder in Mittelamerika Maisgerichte und Bohnen traditionell gegessen. Mit solchen Gerichten hat der Körper eine optimale Versorgung an essentiellen Aminosäuren. Aminosäuren lassen sich nur bedingt künstlich herstellen und meistens sind sie es, an denen es zuerst mangelt, wenn die Ernährung zu wenig frische Nahrungsmittel beinhaltet.

Und was sind eigentlich *Spurenelemente*? Man unterscheidet zwischen Makro- oder Mengenelementen, d. h., sie werden in einer Konzentration von über 50 mg pro kg Körpergewicht benötigt, und Mikro- oder Spurenelementen, die in einer Konzentration von unter 50 mg pro kg Körpergewicht benötigt werden. Dabei ist die Forschung gerade über die Spurenelemente noch in den Kinderschuhen, weil es unklar ist, ob den Spurenelementen wirklich eine physiologische Funktion zukommt. In jedem Fall verkaufen sie sich gut in Apotheken und Drogerien.

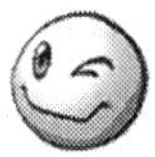

Unklare Situationen ebenso wie unklare Lebensmittel brauchen klare Entscheidungen von Ihnen.

Klarheit in der Ernährung bedeutet: eine Ernährung mit vitalen/lebendigen Lebensmitteln:

- frisch eingekauft (kurze Transportwege)
- frisch zubereitet (nicht aufgewärmt, keine Mikrowelle)
- den Jahreszeiten entsprechend (regional)
- den eigenen Bedürfnissen folgend

Ich wähle als Beispiel einen Apfel, obwohl mir bewusst ist, dass es Menschen gibt, die gerade diesen Apfel nicht essen mögen oder schwer verdauen können. Der Apfel steht hier symbolisch für jedes natürlich gewachsene Nahrungsmittel: Ein Apfel im Garten gepflückt oder im Bioladen erworben ist eine klare Sache. Beim Reinbeißen schmecke ich wirklich nur diesen Apfel. Mein Bauch hat es mit *einem* perfekt gestalteten natürlichen Nahrungsmittel zu tun (und nicht mit einer unklaren Mischung), das die perfekte Kombination aller Vitalstoffe enthält und meinen Stoffwechsel optimal nährt.

Es geht hier um die Klarheit der Ernährung und des gelebten Alltages. Dabei gibt es auch unter den natürlich gewachsenen Nahrungsmitteln viele, die schlecht vertragen werden: Milch, Ei, Klebereiweiß in Getreide (Gluten), Hülsenfrüchte, Kohlsorten, Nüsse, Samen und Saaten, Steinobst sind nur die bekanntesten Vertreter der natürlich gewachsenen Nahrungsmittel, die Probleme verursachen können. Diese Probleme sind jedoch sehr viel leichter aufzufinden, wenn Sie zum Beispiel wirklich nur einen Apfel gegessen haben oder nur ein Glas Milch getrunken haben, als wenn Sie einen Apfelkuchen mit Schlagsahne gegessen haben oder ein Milchmixgetränk mit künstlichem Fruchtaroma getrunken haben. So konnte eine meiner Klientinnen sehr genau feststellen, dass sie abgelagerte Äpfel, egal welche Sorte, hervorragend vertrug, aber Äpfel, die aus der Kühlung kamen oder direkt vom Baum gepflückt waren, überhaupt nicht vertragen konnte. Je mehr Klarheit in Ihrer Ernährung herrscht, desto tragfähiger ist sie. Das bedeutet, Sie lernen zu spüren, was Ihnen guttut und was nicht. Sie spüren, was Sie nährt, was Sie stärkt, was Sie heilt. Eine Klientin fand beispielswiese, dass ihr in der Sommerhitze Salbeitee guttat und in der Winterkälte Holundersaft. Wenn Sie beginnen, lustvoll mit lebendiger, vitalstoffreicher, natürlicher Ernährung entsprechend dem eigenen Wohlgefühl zu experimentieren, haben Sie einen großen Schritt auf dem Weg Ihrer Heilung gemacht.

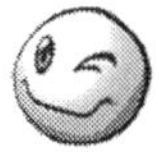

Wenn Sie beginnen, lustvoll mit lebendiger, vitalstoffreicher, natürlicher Ernährung entsprechend dem eigenen Wohlgefühl zu experimentieren, haben Sie einen großen Schritt auf dem Weg Ihrer Heilung gemacht.

So wie der Apfel im Frühjahr als Ausdruck die Blüte wählt und erst im Herbst als Ausdruck die reife Frucht hat, so wird auch das

eigene Leben sich immer wieder in einer anderen Form ausdrücken und immer wieder eine andere Form von Ernährung benötigen.
Eine Entscheidung, die auf der Basis der inneren Klarheit steht, fühlt sich frei, kraftvoll und freudig an. Sie entwickelt eine eigene Tragfähigkeit und Dynamik. Klarheit nährt Körper, Geist und Seele und das sehr pragmatisch und konkret. Seien Sie sich klar darüber, was Sie zu sich nehmen. Seien Sie sich klar darüber, wie Sie leben und wie Sie leben möchten. Fällen Sie in unklaren Situationen klare Entscheidungen, sei es in Ihrem Lebensalltag oder sei es gegenüber Nahrungsmitteln. Klare Entscheidungen sind Entscheidungen *für* die eigene Lebensqualität.

Herbst – Fülle und Rückzug

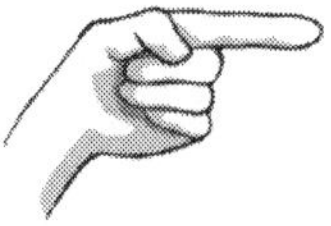

Einkehr und Ruhe helfen loszulassen und die innere Stimme zu hören.

Dunkelheit und milde Herbstsonne, bunte Blätter und eisige Nebelschwaden. Im Herbst erreicht die Farbenpracht und Fülle des Sommers noch einmal ihren Höhepunkt und wird dann sehr schnell weniger, bis sie sich ganz zurückzieht und der Winter beginnt.
Der Weg von der Farbenpracht, den süßen Trauben und den saftigen Kürbissen auf der einen Seite zu den braunen Blättern und leergefegten Ästen auf der anderen Seite ist ein gutes Bild für den Weg vom Pol der Fülle zum Pol der Stille. Steht die Tagundnachtgleiche des Frühjahrs für einen Neubeginn und neues Wachstum, so steht die Tagundnachtgleiche des Herbstes für den Rückzug und den Weg in die Einkehr.

Der Herbst bringt schon durch sein Wetter und die kürzer werdenden Tage den Rückzug nach innen. Einkehr ist eine kräftige Bewegung. Sie hilft, die innere Stimme zu erforschen, Altes loszulassen und das eigene Maß zu finden. Diese Bewegung bringt auch Gefühle wie Verlust, Verzicht und Trauer mit sich. Die Kapitel *Verlust und Trauer* und *Mangel* beschäftigen sich mit dem Thema des erzwungenen Rückzugs.
Die Kapitel *Die innere Stimme hören* und *Nähren und Entspannen* betrachten die Wege der Heilung, in denen es darum geht, sich dem Rhythmus des Lebens anzuvertrauen und mit Natürlichkeit Altes loszulassen, wie ein Baum seine welken Blätter loslässt.
Der Herbst bietet die Chance zu einer ehrlichen Selbstakzeptanz, einer guten Disziplin und innerer Ruhe und Gelassenheit zu finden.

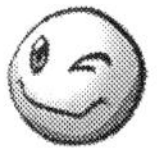

Der Herbst bietet die Chance zu einer ehrlichen Selbstakzeptanz, einer guten Disziplin und innerer Ruhe und Gelassenheit zu finden.

Verlust und Trauer

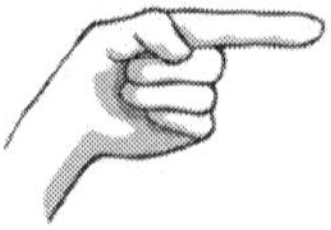

Krankheit kann Verlust bedeuten. Aktive Trauer führt zu einer heilsamen Selbstakzeptanz.

Seelischer und körperlicher Schmerz – Colitis

Es ist Herbst. Die Wärme und Fülle des Sommers vergeht. Es wird kälter und dunkler, die Tage werden kürzer. Gefühle wie Traurigkeit und Verlust werden gerade im Herbst stärker wahrgenommen. Die meisten meiner Klienten erleben Traurigkeit und Verlust, weil sie nicht mehr die sind, die sie vor Beginn der Krankheit waren. Sie können mitunter nicht mehr den gleichen Aktivitäten nachgehen, nicht mehr das Gleiche essen und für einige bedeutet es auch, nicht mehr den gleichen Beruf ausüben zu können oder gar durch die Krankheit in die Arbeitslosigkeit oder Frühberentung gegangen zu sein.

Michael ist heute 45 Jahre alt. Er schrieb seine persönliche Erfahrung für dieses Buch auf.
„Mit etwa 20 Jahren passierte es mir zum ersten Mal, dass ich nach einem Klobesuch ein blutgetränktes Papier in der Hand hielt und recht schockiert war. Ich hoffte, es sei eine vorübergehende Unpässlichkeit und verheimlichte es. Doch es hörte nicht auf. Das war wohl der Anfang. Verstopfung, blutig-schleimige Stuhlgänge und Darmkrämpfe, die mich in die Knie zwangen, wurden zur Tagesordnung. Der Arzt diagnostizierte ‚Verdacht auf Colitis ulcerosa‘. *Befallen waren die ersten 20 cm des Dickdarms.*
Zu der Zeit lebte ich in England (ich wollte in England in einem Landprojekt mitarbeiten, in dem Werkzeuge repariert wurden, um sie nach Afrika zu schicken) und hatte gerade eine tiefgreifende Depression überwunden. Damals schlug das Lebenspendel noch weit aus und nachdem ich mit 19 Jahren an einem Selbsterfahrungskurs teilgenommen hatte, empfand ich mich als einen unglaublich kräftigen, positiven und nahezu unzerstörbaren

Menschen, der die Welt verstanden hatte und sich ganz hervorragend abgrenzen konnte gegen alles, was nicht reinpasste.
Es stellte sich heraus, dass ich mich da überschätzt hatte, und ich wählte nicht den leichten Lebensweg, sondern fiel auf eine Schmeichelei herein: ‚Du bist so stark, du gehörst in ein Problemfeld, um dort die Menschen von deiner Kraft profitieren zu lassen.' So arbeitete ich in einem katholischen Behindertenprojekt mit 24 Stunden Dienst am Tag und einem freien Tag in der Woche. Ich und meine Bedürfnisse standen nicht mehr zur Debatte. Abgrenzung fand nicht mehr statt, ich war vertraglich gebunden, dieses Leben für 1,5 Jahre aufrechtzuerhalten, und brach nach zwei Monaten zusammen. Es geht mir bis heute so, als wäre da ein Grundmuster durchgebrochen, als wären stets die anderen wichtiger als ich und in dem Maße, wie ich das zulasse, scheint mein Darm zu reagieren. Das einzige Patentrezept, das zu existieren scheint, ist die permanente Achtsamkeit für meine Bedürfnisse und das erlebe ich immer wieder mal als recht schwierig, diese Achtsamkeit in meine Welt mit Beruf, Beziehung und Kind und den daraus erwachsenen Verbindlichkeiten einzubetten."

Auch Alexander, 52 Jahre alt, war an Colitis erkrankt. Üppiges, scharf gewürztes Essen, Alkohol, Zigaretten, lange Nächte, exzessive Arbeit und wechselnde schwierige Beziehungen zu Frauen hatten seinen normalen Alltag über 25 Jahre hinweg bestimmt. In den letzten Jahren war er in immer kürzer werdenden Abständen erkrankt. Blutige, wässrige Durchfälle und schwere Leibschmerzen hatten ihn immer wieder für Tage *„aus dem Verkehr gezogen"*. Er hatte sich davon jedes Mal wieder *„berappelt"* und sein *„Leben wieder in den Griff bekommen"*. Sein Hausarzt hatte vor drei Jahren eine Colitis diagnostiziert und der letzte Colitisschub hatte Alexander ins Krankenhaus gebracht. Als er zu mir in die Beratung kam, schien es undenkbar für ihn, dass seine Lebensweise in irgendeiner Beziehung zu seiner Erkrankung stehen sollte, und genauso unmöglich erschien es ihm, auf diese Lebensweise zu verzichten.

Wenn es zu Beginn einer Ernährungsberatung um die Bewusstwerdung der bisherigen Essgewohnheiten *und* Lebensgewohnheiten geht, höre ich zum Beispiel von meinen Klienten:

- *„Ja, eigentlich wuchs mir schon seit einiger Zeit alles über den Kopf!"*
- *„Wenn ich es jetzt so recht überlege, dann ging es mir schon seit letztem Jahr irgendwie nicht mehr so gut."*
- *„Seit einiger Zeit habe ich keine Kraft und auch keine Freude mehr. Ich habe keine Ahnung, woran das liegen kann!"*

Versuche ich dann, die zeitliche Größenordnung genauer zu fassen, so wird relativ schnell klar, dass „einige Zeit schon" oder „ein Jahr" oft die letzten drei bis mitunter zehn Jahre umfasst.

Der Verlust der Gesundheit kann ein langsamer, oftmals schleichender Prozess sein. Alexander zum Beispiel war durch seine Ernährung und seine Lebensweise in dem recht jungen Alter von 25 bis 30 Jahren weder überlastet noch gefährdet, krank zu werden. Die Überlastung entstand schleichend, weil er sich zum einen nicht bewusst war, dass er älter wurde und seine Elastizität und Lebenskraft schleichend abnahmen. Zum anderen kamen immer mehr berufliche Verantwortung, Verpflichtungen und Ansprüche seiner Freundinnen ganz allmählich hinzu. Sein Leben und seine Gesundheit waren nach und nach aus der Balance geraten.

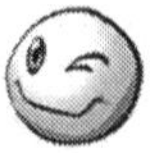

Häufig gerät unser Leben und unsere Gesundheit ganz langsam, beinahe unmerklich aus der Balance

Der Moment, in dem die Krankheit sich so zeigt, dass man sie nicht mehr ignorieren kann, wird von einigen Klienten, wie zum Beispiel auch Michael, wie „aus heiterem Himmel" erlebt. „Aus heiterem Himmel" begannen die Durchfälle, „aus heiterem Himmel" wurden die Menschen aus der Gesundheit in die Krankheit gerissen. Johannes wurde mitten aus seinem Büroalltag mit einem Darmdurchbruch direkt ins Krankenhaus eingeliefert. Nach einer Notoperation fand er sich mit einem künstlichen Darmausgang auf der Intensivstation wieder. Diese Erfahrung stürzte ihn in eine tiefe Lebenskrise. Aus seiner Wahrnehmung und der Normalität seines hektischen Alltages als Abteilungsleiter, freiwilliger Feuerwehrmann und Vater von vier Kindern, der dabei war, sein eigenes Haus zu bauen, hatte er vorher *„nie ein Problem mit seiner Gesundheit“* gehabt. Johannes gehörte zu denen, die einfach keine Zeit für sich selbst gehabt hatten, und wenn er es sich im Krankenhausbett *„so recht überlegte, dann war es mir eigentlich schon einige Zeit nicht mehr richtig gut gegangen.“* Auch hier entpuppte sich die Größenordnung „einige Zeit“ als ein Zeitraum von vielen Jahren.

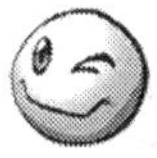

Häufig ist es nicht so sehr die Krankheit selbst, die das Selbstverständnis erschüttert, sondern wie andere Menschen mit der Erkrankung und dem Erkrankten umgehen.

Die Beschwerden, egal ob sie langsam schleichend schlimmer wurden oder „aus heiterem Himmel“ kamen, erschütterten das Selbstverständnis meiner Klienten. Aber für viele meiner Klienten erschütterte nicht nur die Erkrankung ihr Selbstverständnis, sondern vor allem auch die Art und Weise, wie mit der Erkrankung und ihnen selbst umgegangen wurde. Strengste Diäten, unangenehme Untersuchungen, aber auch Medikamente, die nicht vertragen wurden, verstärkten die Gefühle von Hilflosigkeit und Verzweiflung. Gut gemeinte Ratschläge, aber auch Ausgrenzungen, subtile Schuldzuweisungen, das eigene Leben nicht „richtig“ geführt zu haben, erleichtern die Lage des Erkrankten auch nicht.

Aus der Normalität und dem eigenen Selbstverständnis gerissen, fiel es mir selbst in meiner Krankheitserfahrung und auch vielen meiner Klienten schwer zu akzeptieren, dass alles „nur anders“ geworden war. Das größte Problem ist, dass die Welt – wie man sie sich oft über Jahre hinweg eingerichtet hat und wie sie „normal und stimmig“ erschien – nirgendwo mehr zusammenpasst. Der erste

Impuls ist der, diese „alte Welt“ um jeden Preis retten zu wollen, wieder „man selbst“ zu sein.
Auch ich habe zu Beginn meiner eigenen Krankheit diese Erfahrung gemacht. Mein Körper schien „aus heiterem Himmel“ ohne jeden Grund in den Streik getreten zu sein. Mir waren die Zeitspanne und die Entwicklung, die in die Krankheit geführt hatten, nicht bewusst. Mir war nicht bewusst, wie gefüllt mein Alltag gewesen war; denn ich hatte ihn so, wie er war und wie er sich im Laufe von Jahren beinahe unmerklich immer mehr gefüllt hatte, als „normal“ betrachtet. Aus der Verzweiflung und dem Wunsch, den *Zustand vor der Krankheit* so schnell wie möglich wiederzuerlangen, geben viele meiner Klienten Verantwortung nach außen ab und suchen Hilfe, Trost und Stabilität außerhalb ihrer selbst. Körperliche und geistige Bedürfnisse werden dabei zwischen verschiedenen Spezialisten aufgeteilt: Ernährungswissenschaftlern, Ärzten, Psychologen oder Nahrungsmitteltechnologen.

Es gibt eine schöne Geschichte von Mulla Nasrudin, der eine orientalische Mischung aus Weisem und Dorfnarren darstellt. Diese Geschichte steht für mich sinnbildlich für das Phänomen von Krankheit: Mulla Nasrudin hatte seinen Schlüssel im Haus verloren. Nachdem er ihn drinnen nicht finden konnte, ging er hinaus auf die Straße unter die Laterne und fuhr dort mit seiner Suche fort. „Du hast den Schlüssel doch *im* Haus verloren und nicht auf der Straße“, erinnerte ihn seine Frau. „Das weiß ich wohl“, antwortete Mulla Nasrudin, „aber im Haus ist es finster. Hier draußen unter der Laterne kann ich besser sehen.“

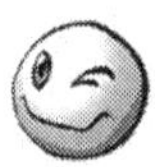

Der Schlüssel zur Heilung liegt IN Ihnen.

Steht die Krankheit im Mittelpunkt der Suche, dann empfinde ich das ähnlich wie die Suche unter der Laterne, natürlich kann man unter der Laterne besser sehen, kann anhand von Laborwerten und Untersuchungen sehen, was von „der Norm“ abweicht, aber wo entstand die Krankheit? Wo ging der Schlüssel verloren?

Im eigenen Haus, in der eigenen Seele, im eigenen Körper liegt der Schlüssel. Und genau da ist es oftmals recht finster und man muss sich langsam und vorsichtig vorantasten. Auch ich bat alle meine Patienten zuerst um eine genaue medizinische Abklärung, viele kamen bereits mit den Arztberichten in meine Praxis. Im Zentrum steht jedoch immer zuerst und zentral die Person selbst, ihr Alltag, ihre Lebensgeschichte und nicht ihre Krankheit. Es geht um Ihren individuellen Alltag, Ihren persönlichen Lebensrhythmus, Ihr Selbst-Verständnis und besonders: Ihre innere Wahrnehmung der Krankheit.

Ein Verlust ist besonders schmerzlich: die Erkenntnis, dass es keinen Weg zurück in Ihr altes Leben gibt.

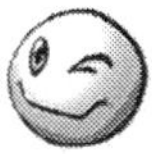

Krankheit hat eine Basis-Botschaft: kehre bitte nicht in dein altes Leben zurück; denn genau das hat dich krank gemacht.

Bei dem Verlust eines geliebten Menschen finden diejenigen, denen es möglich ist zu trauern, oftmals leichter wieder in den Alltag zurück als diejenigen, die keinen Zugang zur Trauer finden. Der Verlust, der in der Krankheit erfahren wird, kann mit dem Tod eines geliebten Menschen verglichen werden. Ein Teil des eigenen Selbstbildes geht verloren, der eigene Selbstwert und das Selbstverständnis sind erschüttert. Innere Bilder, Vorstellungen, Werte und Sehnsüchte verabschieden sich. Für die eigene Heilung ist es ursächlich wichtig, an diesem Punkt der eigenen Trauer Raum zu geben. So flossen auch bei mir in meiner eigenen Geschichte genauso reichlich Tränen wie bei meinen Klienten in meiner Praxis. Tränen, die ich aus persönlicher Erfahrung als Quelle für neue Lebensqualität schätze.

Die Abgrenzung von heilsamer, aktiver Trauer gegenüber nicht enden wollendem Selbstmitleid oder einer echten, therapiebedürftigen Depression besteht in der Dynamik. Aktiv zu trauern bedeutet, in den eigenen Schmerz tief hineinzugehen, ihn anzusehen, zu erfahren UND in der Katharsis durch ihn hindurch zu gehen. Dieses Hindurchgehen durch den Schmerz hat die Dynamik, den Schmerz

bedingungslos anzuerkennen und gleichzeitig nicht in ihm stecken zu bleiben, sondern sich mit dem „Jetzt“ zu verbinden.
Vielleicht kann man sich aktive Trauer am besten vorstellen, wenn man auf seinen Atem achtet. Jeder Atemzug, das Einatmen, das Ausatmen, die Atempause geschieht im „Jetzt“. Es ist nicht möglich, den Atemzug von vor 10 Minuten noch einmal zu wiederholen. Genauso ist es mit der aktiven Trauer. Wenn sie stark und bewusst *in der Zeit* empfunden wird, *in der sie wirklich stattfindet*, ist sie durchlebt. Dadurch entsteht eine gewisse Dynamik und Leichtigkeit. Es gibt keine „Geschichte“ mehr, die immer und immer wieder zu neuem Leben erweckt wird, sondern nur die aktive Erfahrung im „Jetzt“.
Oftmals ist es jedoch so, dass wir genau in der Zeit, in der das Ereignis stattfindet, die Augen zumachen, das, was geschieht, erst einmal verdrängen und später, wenn wir uns etwas erholt und beruhigt haben, *die Erinnerung* an das, was wir damals nicht fassen konnten, heraufholen. Wir trauern dann „in der Erinnerung“ und diese Erinnerung kann zu einer unendlichen Geschichte werden.

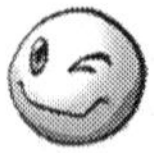

Aktive Trauer erzeugt eine starke Bewegung, die Blockaden löst und aus der ehrliche Selbstakzeptanz und Gelassenheit wachsen.

In der energetischen Psychotherapie haben sich in den letzten Jahrzehnten unterschiedliche Methoden (wie z. B. TFT, EFT, MET) entwickelt, die bestimmte Akupunkturpunkte „beklopfen“ und so helfen, Blockaden zu lösen. Blockaden zu lösen hilft, in der Trauer nicht stecken zu bleiben und zu einer neuen Wahrnehmung seiner selbst zu gelangen, gerade auch in Zeiten schwerer und chronischer Krankheit.
Aktive Trauer ist ein wichtiger Teil des Heilungsprozesses:

- den Menschen, der man gewesen ist, zu verabschieden
- das Selbstverständnis, das man gelebt hat, loszulassen
- die Pläne, Wünsche und Ziele, die man gehabt hat, erst einmal herzugeben

Aktive Trauer erzeugt eine starke Bewegung, die Blockaden löst und aus der ehrliche Selbstakzeptanz und Gelassenheit wachsen.

Die innere Stimme hören

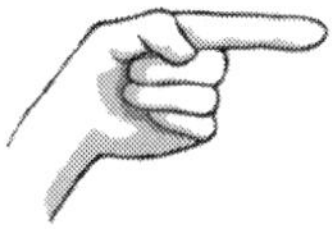

Inneren Raum entstehen lassen, um die innere Stimme besser zu hören.

In meiner Arbeit wurde immer wieder deutlich, dass das Erforschen der eigenen Sehnsüchte ein zentraler Schritt auf dem Weg zur Heilung ist. Sehnsucht kann existieren nach Liebe, nach Anerkennung, nach Nähe, nach Geborgenheit, nach Sicherheit und nicht zuletzt danach, das eigene Leben sinnvoll zu gestalten.
Der Schritt zur Erfüllung der eigenen Sehnsüchte liegt darin, das Wesen-tl-ich-e im eigenen Leben zu erkennen. Die meisten Menschen kennen ihre kleine innere Stimme. Jeder hat sie auch schon einmal gehört und mitunter könnte ein Dialog im Anblick einer Tüte Kartoffelchips so ablaufen: Die kleine innere Stimme lässt Sie kurz zögern und fragt: *„Tut dir das jetzt wirklich gut?"* oder sagt klar: *„Kein Fett! Kein Salz!"* und der innere Schweinehund antwortet: *„Hey, du, halt doch einfach mal die Klappe! Mal ehrlich, wen interessiert es denn, was du zu sagen hast!"* Wie kommt es zu diesem Dialog und auf wen von beiden hören Sie?

Die eigen-tl-ich-e Frage, die sich dahinter verbirgt, die ist: Was brauchen Sie *wirklich?* Diese Frage scheint so wichtig, dass viele meiner Klienten in ihren Hosentaschen oder Handtaschen nach einem Taschentuch suchten, weil ihnen die Tränen kamen, wenn sie mir erst einmal ihre Probleme und Sorgen geschildert hatten, und ich sie dann ruhig und ernsthaft fragte:
„Was brauchen Sie wirklich?"

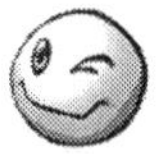

Was brauchen Sie
wirklich?

Weder ich noch dieses Buch, noch eines der vielen hundert anderen Bücher, die als Ratgeber auf dem Markt sind, können Ihnen diese

Frage beantworten. Die Antwort liegt *in Ihnen* selbst und *nur Sie* kennen die Antwort.
„*Was brauchen Sie wirklich?*“

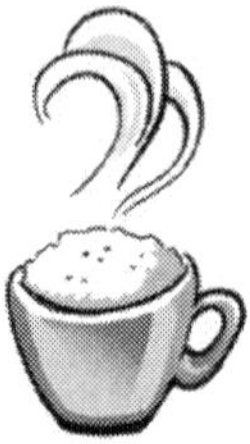

Und manchmal entscheiden wir uns – zwar unbewusst, aber dennoch –, auf diese kleine feine Stimme *nicht* zu hören. Diese Entscheidung hat weniger damit zu tun, dass diese Stimme mitteilt *„Bitte lass diese Kartoffelchips stehen, mir ist schon so übel!“*, sondern vielmehr damit, dass diese kleine Stimme beharrlich eigene Sehnsüchte und anscheinend unerfüllbar scheinende Visionen ebenso wie Schmerzen und Traurigkeit zum Gesprächsthema machen möchte. So wird die Regierung stillschweigend dem inneren Schweinehund übertragen, da weiß man, was man hat: Der innere Schweinhund ist „pflegeleicht“. Er nimmt Chips und Schokolade, ein gutes Bier und will seine Ruhe – statt Obst, Gemüse oder heißem Wasser und der ehrlichen Erkenntnis jetzt ungeliebte, aber wichtige Arbeiten ausführen zu müssen. Der arme Bauch ist nun der Schauplatz dieser Auseinandersetzung. Er muss alles das, was man selbst nicht hören will, verdauen. Er steht mitten in der Zerreißprobe zwischen innerer Stimme und innerem Schweinehund. Eine Klientin sagte: *„Ich weiß, dass ich meinen Chef nicht leiden kann, aber ich erlaube mir diesen Gedanken nicht!“*

Es ist die innere Stimme, die ehrlich ist, auch wenn es konfliktreich wird, und die eindeutig sagt: *„Dieser Chef tut uns nicht gut!“* Und es ist der innere Schweinehund, der Konflikte scheut, der diese innere Klarheit nicht erlaubt, der einfach seine Ruhe haben will und mit einhundert und mehr Argumenten kommt … *dass es doch bisher mit dem Chef ging ... und man sollte das mal nicht so eng sehen ... und morgen ist ein neuer Tag ... und überhaupt, man würde ja ganz sicher keine andere Stelle finden bei der Arbeitslosigkeit* … usw.

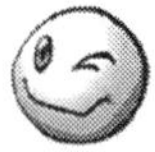

Ihre innere Stimme ist Ihr wichtigster und treuester Helfer auf Ihrem Weg zur Heilung.

Unter der Regierung des inneren Schweinehundes wird die innere Stimme so leise und klein, dass es Stille, Konzentration und Übung braucht, um sie wieder neu wahrnehmen zu können. Sie ist jedoch Ihr wichtigster Helfer auf dem Weg zur Heilung. So ist die Krankheit eine Chance, Ihr Lebensvertrauen neu aufzufinden und zu stärken und sich auf sich selbst und Ihren eigenen Lebensrhythmus zu besinnen. Das bedeutet ein Ende des inneren Kampfes.

Katja, eine Klientin, ergriff diese Chance und durchlebte eine Wandlung, die jenseits all dessen lag, was ich persönlich für möglich hielt. Katja hatte bereits im Studium begonnen, Mahlzeiten am Tag auszulassen und immer wieder Nächte und Wochenenden durchzuarbeiten. Kaffee mit Milch und Zucker war dabei zu ihrem treuen Begleiter geworden. Nach dem Studium hatte sie schnell Karriere gemacht. Mittlerweile hatte sie das im Studium eingeübte Verhalten über 20 Jahre lang gelebt: praktisch nie für sich selber zu kochen, Mahlzeiten wegzulassen bis auf das Allernotwendigste und Milchkaffee mit viel Zucker als Nahrung zu sich zu nehmen. Mit Anfang 40 hatte sie bei 1,78 m Körpergröße ein Gewicht von 55 kg und litt unter chronischen Magen- und Darmproblemen. „Stress" schien ihr Lieblingswort. Ich war nicht die erste Ernährungsberaterin in ihrem Leben und sie begann gleich mit den Worten: *„Ich hasse es zu kochen und wenn Sie mich zum Einkaufen oder Kochen bringen wollen, dann können Sie das gleich vergessen!"* Na gut. Ich bestehe nicht auf irgendwelchen Vorstellungen von „gesunder" Ernährung. Ich denke eher, dass es viel sinnvoller und heilender ist, *gemeinsam* mit meinen Klienten liebevoll und geduldig herauszufiltern, was ihnen persönlich *wohltut.* Katja war sehr krank und bestand darauf, nicht zu kochen, und das respektierte ich. Ernährung und gelebtes Leben lassen sich nicht über den Kopf praktisch auf „Knopfdruck" von einem auf den anderen Tag umstellen. Das bekannteste Scheitern solcher energischen, vom Kopf bestimmten Ernährungs- und Lebensumstellungen ist wohl der „Jo-Jo-Effekt".

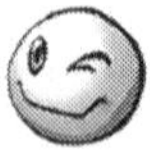

Ernährung und gelebtes Leben lassen sich nicht über den Kopf praktisch auf „Knopfdruck" von einem auf den anderen Tag umstellen.

Jede Ernährungsumstellung ist auch immer eine Lebensumstellung und das braucht Zeit und Geduld.

Die ersten Beratungsgespräche mit Katja hatten mit Ernährung eigentlich nichts zu tun, sondern drehten sich beinahe ausschließlich um die Frage *Was brauche ich wirklich?*. Nichts war zu unwichtig und zu klein, als dass ich Katja nicht dreimal gefragt hätte, ob sie das *wirklich* braucht und ob sie sich damit *wirklich* wohlfühlt. Zum Beispiel bekommt jeder Patient ein Glas Tee angeboten. Katja entschied, ohne hinzusehen *„irgendwas"* – es wäre ja *„egal"*! Ich ging also mit ihr geduldig alle Teesorten durch, öffnete die Teekisten, Katja roch dran, stellte die Teekisten wieder an ihren Platz, bis sie *bewusst* zu zwei Entscheidungen gelangte:

1. *ob* sie Tee trinken wollte und
2. *welchen* Tee sie trinken wollte

Dann ließ ich ihr Zeit, genau zu schmecken, ob sie sich mit dem Tee, für den sie sich entschieden hatte, auch wirklich wohlfühlte. Auch die Position ihres Sessels in meiner Praxis und ihre Sitzposition in diesem Sessel wurden von mir immer wieder hinterfragt. (Brauchte sie ein Kissen? Brauchte sie eine Decke? Brauchte sie einen Schemel, um die Füße hochzulegen? Stand der Sessel so noch auf dem richtigen Platz oder wollte sie den Platz verändern, damit sie besser aus dem Fenster sehen konnte?) In den ersten Stunden war Katja so genervt von meiner Impertinenz, dass ich befürchtete, sie würde die Beratung abbrechen. Dieses Kreisen um Tee, Sessel, Decken und Kissen erschien ihr total unwichtig *(„Absolute Zeitverschwendung. Ich bin wegen ganz anderer Probleme hier!")*. Sie war krank, sie war untergewichtig und das alles sollte „schnell verschwinden". Den Zusammenhang zwischen der Achtsamkeit, ob sie sich mit dem Tee, dem Sessel, den Decken und Kissen wohlfühlte, und der Achtsamkeit in ihrem normalen Alltagsleben konnte sie noch nicht erkennen oder selbst herstellen.

So rangen wir sechs Monate miteinander. Erstaunlich war, dass sie immer wiederkam, aber noch erstaunlicher war, wo sie am Ende der sechs Monate stand. Sie hatte immer stärker ihre eigenen Bedürfnisse entdeckt. Durch die kleinen impertinenten Übungen in meiner Praxis hatte sie sich immer wieder mit den Fragen beschäftigt:

- □ Womit fühle ich mich wirklich wohl? – JETZT
- □ Was brauche ich? – JETZT
- □ Wonach habe ich Sehnsucht? – JETZT
- □ Was ist wichtig? – JETZT

Das hatte dazu geführt, dass sie nach und nach begonnen hatte, ihre innere Stimme wieder wahrzunehmen, und ihr immer mehr Raum gegeben hatte. Die große Ablehnung ihrer selbst, in der Katja gelebt hatte und in der sie sich alles, was sie nährte und was ihr wohltat, unbewusst verweigert hatte, war ganz sanft und in kleinen Schritten abgelöst worden von einer liebevollen Selbstwahrnehmung, die immer mehr zu einer guten und kraftvollen Selbstakzeptanz heranwuchs.

Übung: Die innere Stimme wahrnehmen

Setzen Sie sich ruhig und entspannt hin. Achten Sie darauf, dass Sie niemand stört. Legen Sie Ihre Hände auf Ihren Bauch und lassen Sie Ihren Atem so fließen, wie er kommt. Fühlen Sie, wie Ihre Hände auf dem Bauch sich sanft heben und senken unter der Bewegung des Atems. Fühlen Sie sich wohl? Brauchen Sie noch eine Decke? Brauchen Sie ein Kissen? Möchten Sie die Beine hochlegen? Brauchen Sie vielleicht eine Wärmflasche oder ein weit geöffnetes Fenster? Nehmen Sie wahr, was Sie *jetzt* konkret in dieser Situation brauchen, um sich wohlzufühlen? Sorgen Sie dafür, dass dieses Bedürfnis auch – *jetzt und konkret* – gestillt wird. Tun Sie es gleich. Zensieren Sie den Wunsch nicht, stehen Sie auf und holen Sie sich eine Decke oder was auch immer Sie jetzt benötigen.

Beginnen Sie die Übung wieder von vorne, setzen Sie sich ruhig hin, entspannen Sie sich erneut und fühlen Sie wieder in sich hinein, welche Bedürfnisse sich zeigen und was Sie – *jetzt* – brauchen, um sich wohlzufühlen.

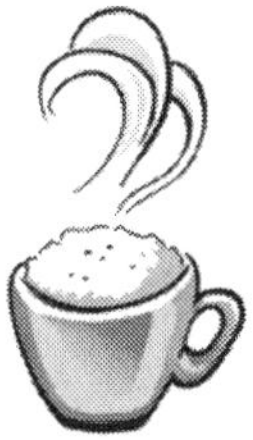

Im Zusammenhang mit der inneren Stimme ist es wichtig, auch das Thema „Unterbewusstsein“ kurz zu streifen. Das Unterbewusstsein ist ein treuer, wertfreier Diener seines Herrn, der durch den Alltag, den Sie leben, gelernt hat, dem zu dienen, was Sie als eigene Wahrheit leben. Es funktioniert ähnlich einem gut erzogenen Hund, der pünktlich jeden Morgen die Zeitung an Herrchens Bett schleppt und abends die Hauslatschen bringt. Dieser in vielen Jahren trainierte Hund steht aber leider auch ganz wachsam vor der Tür, durch die Ihre innere Stimme sich Gehör zu verschaffen sucht. Um in einen guten Kontakt mit Ihrer inneren Stimme zu gelangen, ist es nötig, dass der Hund umtrainiert wird. Bringen Sie Ihrem Unterbewusstsein/Ihrem inneren Wachhund bei, die Tür zu öffnen, sodass die innere Stimme eintreten kann. Dieses Umtrainieren Ihres inneren Wachhundes erfolgt in ganz kleinen, achtsamen Schritten, wie zum Beispiel in der oben vorgeschlagenen Übung oder wie im Frühlingskapitel beschrieben durch das Hinterfragen und Aufbrechen alter Routinen, vermeintlicher „Normalitäten“ und lange eingeübter „Selbstverständlichkeiten“. Katjas Wachhund achtete scharf darauf, dass sie Hunderte von Gründen fand, *nicht* für sich selbst zu sorgen, und es war über mehrere Monate hinweg ein schweres Ringen in meiner Praxis, ihren Wachhund umzutrainieren, sodass er begann, die Tür, die er bewacht hatte, zu öffnen und so den Zugang zu ihrer inneren Stimme freigab. Was Katja hinter dieser Tür entdeckte, lesen Sie im Schlusswort.

Ihr Unterbewusstsein dient völlig wertfrei dem, was Sie als Ihre eigene Wahrheit leben. Egal, ob Sie das bewusst oder unbewusst tun.

Jedes Mal, wenn Sie innehalten, um Bedürfnisse und Sehnsüchte zuzulassen, entsteht Raum für Ihre innere Stimme und damit Raum, in dem Ihr Lebensrhythmus frei schwingen kann.

Ihre innere Stimme weist Ihnen sicher den Weg zu Ihrer Heilung. Bei dem Raum, den Ihre innere Stimme benötigt, um sich Gehör zu verschaffen, handelt es sich um Bruchteile von Sekunden. Jedes Mal, wenn Sie innehalten, um Bedürfnisse und Sehnsüchte zuzulassen, entsteht Raum für Ihre innere Stimme und damit Raum, in dem Ihr Lebensrhythmus frei schwingen kann. Raum, in dem ein Stück Heilung einfach geschieht, weil Sie es zulassen.

Mangel

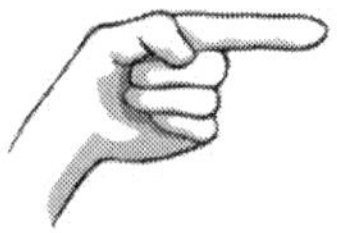

(Unsichtbarer) Mangel als Grund für ernährungsbedingte Krankheiten und Übergewicht.

Wie die Verdauung arbeitet – Mangelernährung – Diabetes Typ II bei Jugendlichen – Übergewicht/Adipositas

Kleine Kinder wissen normalerweise sehr genau, was sie essen wollen und wann sie essen wollen. Ein Säugling weiß genau, wann er hungrig ist, wann er Nähe, Geborgenheit oder Wärme braucht, und tut den Mangel, den er erleidet, lautstark kund. Ebenso „authentisch“ kann er sich, wenn er satt ist, von der Mutterbrust abwenden und einschlafen, obwohl noch Milch in Hülle und Fülle für ihn vorhanden wäre. Je kleiner ein Kind ist, desto enger ist die Wahrnehmung seiner selbst und seiner kleinen Welt mit Nahrungsaufnahme und Nähe verbunden und desto authentischer und eindeutiger wird Mangel wahrgenommen und spontan signalisiert.

Jeder hat in seiner Kindheit eine andere Entwicklung durchlaufen. Einige Menschen wurden als Baby gestillt und gehalten, wann immer sie ein Bedürfnis äußerten. Andere wurden grammgenau und minutengenau mit dem Fläschchen zu festen Uhrzeiten gefüttert und dann wieder in ihr Bettchen gelegt. Wieder andere mussten als Kleinkinder zu fest geregelten Mahlzeiten ihren Teller leer

essen, auch wenn sie längst satt waren. Manche haben die Erfahrung gemacht, dass es nie feste Essenszeiten gab.
Je nachdem, was Sie persönlich erfahren haben, sind Lebensmittel und der Verzehr von Lebensmitteln mit bestimmten inneren Bildern und Gefühlen verknüpft, die Sie bis heute prägen und die auch Ihr Verdauungssystem geprägt haben. Im Laufe des Lebens kommen weitere Konditionierungen hinzu. Nicht zuletzt die Arbeit von „Food Designern" und Werbung konditioniert seit vielen Jahrzehnten Bewusstsein und Geschmack täglich aufs Neue. Ein Freund erzählte mir: *„Wusstest du, dass die Brötchen von einer großen Fast-Food-Kette so ‚designed' wurden, dass es keine Krümel auf den Autositzen gibt, damit man sie im Auto essen kann? Die backen die Brötchen für meine Autositze und nicht für meinen Bauch!"*

Viele ernährungsbedingte Krankheiten basieren auf einem Mangel, den wir oftmals nicht wahrnehmen, weil der Instinkt, den wir als Säugling besaßen, im Laufe unseres Lebens überprägt wurde. Ein weiches, weißes Brötchen, das für krümelfreie Autositze von Food Designern entworfen wurde, enthält nichts, was den Körper nähren könnte. Da es jedoch runtergeschluckt wurde, muss es den langen Weg durch den gesamten Verdauungsapparat antreten. Um dieses Brötchen zu bearbeiten und auszuscheiden, müssen im Körper gespeicherte Nährstoffe eingesetzt werden. Ganz vereinfacht ausgedrückt: Das Brötchen kreiert, um verdaut werden zu können, einen Mangel im Körper. Der Körper geht an seine Reserven, um dieses „Nahrungsmittel" zu entsorgen! Es nährt ihn nicht.

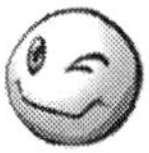

Woran mangelt es in meinem Leben wirklich?

Ebenso kann das „Wie" unserer Mahlzeiten einen Mangel kreieren. Ein Brötchen, das gehetzt auf dem Weg von einem Termin zum nächsten „verschlungen" wird, macht meistens noch nicht einmal satt. Wenig später gibt es einen „Yiep" auf Süßes, auf Kaffee und schon wandert das nächste „Nahrungsmittel" in Ihren Bauch, das Sie auch nicht nährt, sondern den Mangel nur vergrößert.

Auf dem langen Weg durch das Leben kann das Gefühl dafür, wo Mangel entsteht, immer mehr und auch immer mal wieder verloren gehen – das betrifft sowohl Lebens- als auch Ernährungsgewohnheiten. Da wir selber nicht mehr genau wahrnehmen, woran es uns mangelt, machen sich die Werbung und das Marketing dieses große freie Feld des Mangels zunutze. Mangel an Vitaminen, Mangel an Spurenelementen, Mangel an Anerkennung, Mangel an Schönheit, Mangel an Hormonen … Für jeden Mangel gibt es Mittel, die man kaufen kann. Nur decken diese vielen Mittel wirklich den Mangel? *Und woran mangelt es eigentlich wirklich?*

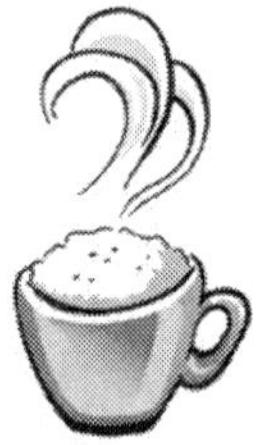

Schauen wir zuerst einmal auf die Nahrung. Ob der Körper alles empfängt, was er zu einem erfüllten, gesunden, leichten Leben benötigt, entscheidet sich

- an der Qualität der Nahrung

und

- an der Nahrungsaufnahme im Darm.

Es braucht beides: Auch sehr hochwertige Nahrung schützt nicht vor Mangel, wenn der Darm nicht in der Lage ist, diese Nahrung aufzuschließen. Vollkornbrot, zum Beispiel, kann bei einer Zöliakie/Sprue nicht verdaut werden oder Milch bei einer Lactoseintoleranz (mehr zu Nahrungsmittelunverträglichkeiten finden Sie im Sommer/Unklarheit). Blähungen, ein harter Bauch, Unwohlsein deuten daraufhin, dass Ihr Bauch nicht verdauen kann, was Sie ihm anbieten – sowohl materiell (Nahrung) als auch ideell (Zeitmangel, Anspannung, Enttäuschung etc.).

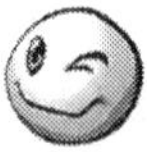

Auch sehr hochwertige Nahrung schützt nicht vor Mangel, wenn der Darm nicht in der Lage ist, diese Nahrung aufzuschließen.

Körper und Ernährung agieren miteinander: Bereits beim Anblick von einem leckeren Lebensmittel wird in Ihrem Mund Speichel produziert. Welches Lebensmittel von Ihnen als „lecker“ empfunden wird, geht meistens auf Prägungen aus Ihrer Kindheit zurück. Der Speichel hat die Aufgabe, die Nahrung vorzuverdauen. Damit dies geschehen kann, muss die Nahrung ausreichend lange mit dem Speichel in der Mundhöhle vermischt werden, also ausreichend lange gekaut werden. Die gut zerkaute Nahrung wandert jetzt weiter in Ihren Magen. Ihr Magen produziert Säuren und Säfte, die einen gut gekauten Nahrungsbrei vorverdauen können, aber nicht in der Lage sind, unzerkaute Nahrungsbrocken zu zerkleinern. Die Nahrung wird im Magen durch die Magensäuren und -säfte zersetzt und weiter verflüssigt und wandert weiter durch den Verdauungstrakt. Als Nächstes wird der Zwölffingerdarm besucht. Hier kommen Gallenflüssigkeit aus der Leber und Enzyme aus der

Bauchspeicheldrüse hinzu. Das führt unter anderem dazu, dass Eiweiße zu Aminosäuren zerlegt werden und Kohlenhydrate zu Einfachzuckern. Aus dem Dünndarm werden die Nahrungsbestandteile durch die Dünndarmwände aufgenommen und dann über das Blut zur Leber transportiert, wo sie weiter verarbeitet werden. Der Dünndarm bedeckt aufgefaltet eine Fläche von ca. 125 m² (kein Druckfehler: einhundertfünfundzwanzig Quadratmeter) und ist somit das größte Organ des Körpers. (Auf 125 m² haben wir Kontakt mit dem krümelfreien Brötchen, das für die Autositze entworfen wurde.) Die Schleimhaut der Dünndarmzotten erneuert sich alle 2 Tage. Um diese enorme Arbeit leisten zu können, braucht der Dünndarm viel Wasser, ca. 7 bis 9 Liter pro Tag. Da kein Mensch so viel trinkt, wird das Wasser aus dem Körper genommen, ständig gefiltert und wieder neu eingesetzt, ähnlich einer Umwälzanlage in einem Schwimmbad.

Der Dickdarm ist deutlich kürzer und dicker als der Dünndarm. Er enthält Bakterien, die Pflanzenfasern abbauen. Pflanzenfasern können nicht vorverdaut werden und sind das Futter für den Dickdarm. Die bakterielle Aufbereitung dieser Pflanzenfasern ist mit Gärungsvorgängen verbunden, bei denen Gase entstehen. „Jedes Böhnchen gibt ein Tönchen“ ist ein altes Sprichwort. Wer sich zu faserreich ernährt oder einen empfindlichen Darm hat, kann stark unter dieser Gasbildung und damit unter Blähungen leiden. Erst im Dickdarm wird das Wasser dem Verdauungsbrei entzogen und in den Körper zurückgeschleust. Der Darminhalt wird zusammengedrückt und rhythmisch an den Mastdarm weitergegeben, der dann darauf drängt, dass diese Reste ausgeschieden werden.

So sind die Aufgaben der einzelnen Verdauungsorgane spezifisch und fein aufeinander abgestimmt, um dafür zu sorgen, dass die in der Nahrung enthaltenen Nähr- und Vitalstoffe aus der Nahrung herausgezogen und dem Körper zur Verfügung gestellt werden.

Alle hier beschriebenen Verdauungsorgane sind umgeben von einem feinen Netz von Nerven. Es handelt sich hierbei um ein unabhängiges Nervensystem, das *enteritische Nervensystem* oder „Bauchhirn“. Die Qualität unseres Lebens und unserer Gesundheit hängt davon ab, wie wir diesen komplexen Verdauungsapparat aus autonomem enteritischen Nervensystem und körpereigener „Chemiefabrik“ beliefern. Und die Qualität unseres Lebens hängt auch davon ab, ob wir diesem gewaltigen System in uns seinen eigenen Rhythmus erlauben oder ob Stress und Hektik unseres Alltags, Ängste und Anspannung den komplexen Rhythmus unseres Stoffwechsels immer wieder durcheinanderwerfen. Eine Kombination aus heruntergeschlungenen Nahrungsbrocken, schwer verdaulichen Lebensmitteln (Zucker, Fett, Konservierungsstoffe etc.) und/oder Stress, beruflichen, familiären Sorgen kann das System relativ schnell überfordern.

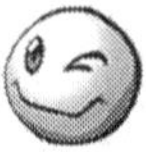

Eine Kombination aus heruntergeschlungenen Nahrungsbrocken, schwer verdaulichen Lebensmitteln, Stress, beruflichen und familiären Sorgen kann das System relativ schnell überfordern.

Lassen Sie sich Zeit für den kleinen Test. Beobachten Sie sich im Alltag. Wie ernähren Sie sich?

Test: Ernährungsverhalten

- ☐ Essen Sie im Gehen, im Stehen, beim Autofahren?
- ☐ Essen Sie in Hetze zwischen Terminen?
- ☐ Essen Sie mit schlechtem Gewissen oder Schuldgefühlen?
- ☐ Essen Sie, während Sie gedanklich mit Ihrem Terminkalender, der Zeitung oder mit Familienproblemen beschäftigt sind?
- ☐ Kauen Sie Ihre Nahrung ausgiebig oder schlucken Sie eilig große Brocken unzerkauter Nahrung herunter?

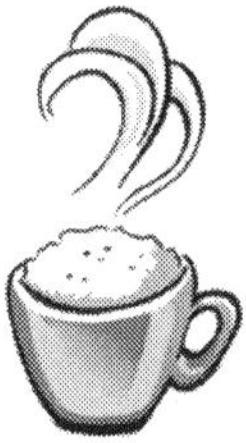

Versorgt das System den Körper nicht mehr ausreichend mit Nährstoffen, dann tritt ein schleichender Mangel ein.
Mangel kann also zwei Ursachen haben:

- Zum einen werden nicht ausreichend Nähr- und Vitalstoffe zugeführt (zu viele Fertigprodukte, zu wenig Vitalstoffe in der Nahrung).
- Zum anderen werden die zugeführten Nähr- und Vitalstoffe nicht ausreichend in den Körper eingeschleust. Ursachen können sein:
  - schlechte Enzymatik und damit schlechte Nahrungsaufnahme im Darm oder schlechte bakterielle Situation im Dickdarm (hier gibt es gute Hilfsmittel aus der Naturmedizin und auch aus der Homöopathie – aber mitunter hilft ein reines Joghurt – täglich!)
  - Nahrungsmittelunverträglichkeiten, Intoleranzen und Allergien (hier hilft eine Abklärung durch Ihren Arzt oder einen Heilpraktiker)
  - entzündliche oder geschwürige Prozesse im Verdauungsapparat (hier ist es wichtig, sich an einen Gastroenterologen zu wenden, nur er kann die notwendigen Untersuchungen zur Abklärung durchführen)
  - angespannte nervliche Situation, Stress, Angst etc. (hier hilft es, Entspannung bewusst zu erlernen)

Aufnahme und Abgabe geraten aus der Balance.

Julia, 15 Jahre alt, wurde von ihrem Hausarzt an mich überwiesen. Sie hatte einen Diabetes Typ II entwickelt und war schwer übergewichtig. Übergewicht und Diabetes hatten sich seit dem 10. Lebensjahr entwickelt. Zu diesem Zeitpunkt hatten sich ihre Eltern getrennt und ihre Mutter, die bis dahin nur halbtags berufstätig war, hatte eine Ganztagsstelle angenommen. Julia ernährte sich mittags mit Lebensmitteln aus der Tiefkühltruhe, die sie sich im Backofen oder in der Mikrowelle aufwärmte, wenn sie nach Hause kam, um die Mahlzeit dann vor dem laufenden Fernseher runterzuschlingen.

Morgens eilte Julia ohne Frühstück aus dem Haus und ernährte sich in den Schulpausen mit Schokoriegeln, Gebäck und Limonade.

Mit dem Begriff „Unterernährung“ verbindet man oftmals Bilder von afrikanischen Kindern mit spindeldürren Gliedmaßen und aufgeblähten Bäuchen. In Deutschland herrscht jedoch eher das Übergewicht als eine Form von „Unterernährung“ vor. Selbst in vielen der Einrichtungen, die sich der Gewichtsreduktion verschrieben haben, ist man sich nicht bewusst darüber, dass Übergewicht eine Folge von Mangel ist, sowohl in der Ernährung als auch im Leben. So ist es nicht erstaunlich, dass viele Diäten im Jo-Jo-Effekt enden, denn sowohl die Seele als auch der Körper holen sich wieder zurück, was ihnen durch die strenge Diät genommen wurde. So eine Diät, egal wie sie aufgebaut ist, hat ihren Fokus auf der Ernährung und nicht auf dem Thema des ganzheitlichen Mangels. So lange Körper und Seele noch auf „Mangel“ programmiert sind, wird jede Diät langfristig wirkungslos bleiben und zu mehr Pfunden führen.

Unsere europäische Form der Unter-/Mangelernährung hat weniger mit der Quantität des Essens zu tun als vielmehr mit der Qualität. Der Körper bekommt trotz ausreichender, meistens überreicher Nahrungsmengen nicht ausreichend Vitalstoffe zugeführt. Der Körper registriert einen Mangel und gibt Alarm – „Hunger“. Wenn auf diesen Alarm mit Zucker, Fertigprodukten, Tiefkühlware etc. reagiert wird, entsteht wieder ein Mangel, denn der Körper verbraucht weiterhin körpereigene Substanz zum Verdauen dieser Produkte, d. h., man gerät in eine „Essen-Mangelalarm-Hunger-Essen-Mangelalarm-Hunger-Essen“-Spirale. Hier kommt nun auch die Unterernährung wieder ins Spiel. Man kann zwar „vollgestopft“ und dennoch unterernährt sein, weil durch

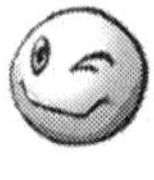

Man kann zwar „vollgestopft“ und dennoch unterernährt sein.

die Qualität der Ernährung ein künstlicher Mangel an Vitaminen, Mineralstoffen und Spurenelementen erschaffen wird. Der Körper verlangt nach mehr Nahrung, wird gefüttert, setzt Fett an und verlangt trotzdem nach mehr. Die Stoffe, die der Körper wirklich braucht, kann er aus der Nahrung, die er erhält, nicht generieren (siehe Kapitel Sommer/Klarheit).
Das Ärzteblatt veröffentlichte 2011 eine Untersuchung, die feststellte, dass 25 % aller Patienten(!) bei Einweisung in ein Krankenhaus unter den Symptomen von Mangelernährung leiden. Ferner stellte die Untersuchung fest, dass auch im Krankenhaus Mangelernährung auftritt.
Unterernährung – Mangelernährung hat zur Folge, dass Wachstum, Entwicklung und Heilung verzögert sind oder behindert werden, dass die körpereigenen Abwehrkräfte nicht ausreichend versorgt sind und Wundheilungen gefährdet sind.

Julia und auch ihre Mutter wussten nicht, dass ihre Symptomatik einen *Mangel* signalisierte. Obwohl große Nahrungsmengen aufgenommen wurden, war die Versorgung des im Wachstum befindlichen Körpers mit Vitalstoffen nicht ausreichend. Zum anderen war die ganze Lebenssituation von Julia „mangelhaft". Sie war aus Julias Wahrnehmung heraus alles andere als erfreulich und kraftvoll. Julia fühlte sich sowohl in der Schule als auch zu Hause nicht beachtet. Beinahe schien es so, als setzte sie ihr gesamtes Gewicht ein, um endlich einmal „gesehen" zu werden, Beachtung und Anerkennung zu gewinnen. In einer langen, konstanten Begleitung gelang es, dass Julia für sich selbst zu kochen begann und Schritt für Schritt ihre Ernährung mit frischen Zutaten vitalstoffreicher gestaltete. Dem Mangel im Bereich Ernährung wurde abgeholfen, indem wir die Qualität der Nahrungsmittel veränderten. Dem Mangel im Bereich Familie wurde abgeholfen, indem Julia zum einen unabhängi-

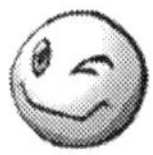

Manche Menschen setzen ihr ganzes Gewicht ein, um endlich einmal gesehen und be-/ge-achtet zu werden..

ger wurde und begann, besser für sich selbst zu sorgen. Zum anderen lernte sie, ihre Bedürfnisse besser zu formulieren.

Lang andauerndes und schwerwiegendes Übergewicht bedarf einer ganzheitlichen Begleitung, die sowohl die körperlichen Bedürfnisse, die Ernährung, als auch die seelischen Ursachen begleitet. Je langsamer Sie abnehmen, je ganzheitlicher Ihr Lebens-Selbstverständnis sich ändern kann, desto größer ist die Wahrscheinlichkeit, dass Sie wirklich zu einem neuen Gewicht, zu einem neuen, wohlwollenden Verständnis Ihres Körpers und zu einer liebevollen Akzeptanz Ihres Lebens finden. Nur so kann es gelingen, nicht ein Leben lang mit Diäten, Jo-Jo-Effekten und am Ende Diabetes, Bluthochdruck und vielen anderen Krankheiten zu kämpfen. Essen alleine macht *nicht* dick!

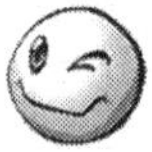

Essen alleine macht *nicht* dick!

Nahrung ist …

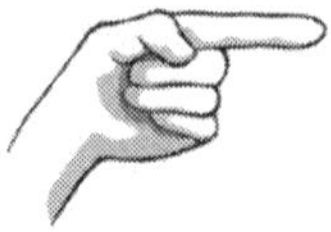

Aufmerksamkeit, Genuss, Entspannung, Freude, Selbstfürsorge, Bücher, Musik, eine heiße Badewanne …

Der Herbst ist eine gute Jahreszeit, um aus den großen, äußeren Bewegungen in die eigene innere Bewegung zu finden. Es geht darum, den Finger wieder an den eigenen Puls, den eigenen Lebensrhythmus zu legen und genau wahrzunehmen, wo ein Mangel herrscht und wie man die eigene Not wenden kann.

Aber beginnen wir ganz von vorne: In diesem *Frühsommer* hatten wir viele Wochen ununterbrochene Trockenheit. Unser Nachbar, ein Bio-Bauer, war Tag und Nacht im Einsatz, um seine Wassersprenger auf den Kartoffelfeldern umzustellen. Er erklärte uns, wenn er jetzt nicht für ausreichend Wasser sorgte, dann ginge ihm die ganze Ernte kaputt. Die Kartoffeln würden kraftlos bleiben. Menschen, die in meine Praxis kommen, befinden sich praktisch alle in einer „Zeit der Ernte“. Das heißt, ich sehe das Resultat eines langen Prozesses. Um beim Bild des Bauern zu bleiben: Meine Klienten haben ihre Lebensfelder in den Zeiten, in denen es nötig gewesen wäre, nicht ausreichend bewässert.

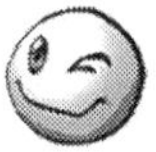

Mangel entsteht schleichend. Wenn wir ihn erkennen, ist der Prozess schon relativ weit fortgeschritten. Achtsam leben bedeutet: JETZT zu spüren, wie es Ihnen geht..

Mangel ist oft gar nicht so schnell zu benennen und liegt nicht so offensichtlich auf der Hand. Erst später, wenn der Mangel schon fortgeschritten ist, sieht man ihn. Mangel beginnt nicht erst mit einer ärztlichen Diagnose wie Adipositas oder Diabetes II, sondern zeigt sich schon viel früher in einem Unwohlsein, in einem Irritiertsein, in einem Gefühl, dem Alltag nicht mehr entspannt gewachsen zu sein. Ein Patient sagte beispielsweise zu Beginn der Beratungen: *„Ich werde immer geräuschempfindlicher, nervöser. Die Kinder nerven mich ohne Ende, es gibt ständig Streit zu Hause.“* Solche Gefühle und Aussagen sind die „Ernte“, vor der eine lange Geschichte liegt. Mein Nachbar, der erfahrene Bio-Bauer, weiß genau, dass er sich, *lange bevor* die Ernte reif ist, darum kümmern muss, die Pflanzen auf seinen Feldern richtig zu nähren. Er muss praktisch den Finger ständig am Puls der Natur haben.

Sich ganzheitlich zu nähren, um später eine gute Ernte einzufahren, erfordert Achtsamkeit. Es geht nur im jeweiligen Moment – im „Jetzt“. Im Sinne des herbstlichen Rückzuges hilft es den meisten meiner Klienten, die Bewegungen kleiner werden zu lassen, so klein, bis sie sicher wahrnehmen können, was sie tun – Jetzt – und wie sie sich dabei fühlen – Jetzt. Um das zu erreichen, ist ein gewisser Rückzug aus dem normalen Alltagsbetrieb notwendig.

Dieser Rückzug aus dem Alltag kann ein Urlaub sein, in dem man ganz neue Erfahrungen macht. Aber es kann auch eine generelle Entschleunigung des Alltags sein. Dies ist sicherlich der schwierigste, gleichzeitig aber auch der effektivste „Rückzug".

„*Wie soll ich das machen?*", so ist die spontane Antwort meiner Klienten und dann kommt eine große Liste aller Dinge, die sie tun *müssen*. Den meisten Menschen erscheint es praktisch nicht durchführbar, ihren Alltag zu entschleunigen. Ein erster hilfreicher Schritt ist der, Prioritäten zu setzen:

- Was ist *wirklich* wichtig zu tun?
- Was ist *jetzt* wichtig zu tun?
- Ist es *meine* Aufgabe, das zu tun?

Bitte nehmen Sie sich auch in den kommenden Wochen immer mal wieder Zeit für diese drei Fragen und machen Sie sich hier Notizen. So können Sie beobachten, wie sich Ihre Wahrnehmung mit der Zeit verändert.

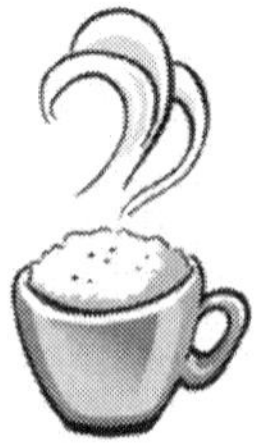

Nähren vollzieht sich auf allen Ebenen und mit allen Sinnen.

Wir alle brauchen Raum, in dem ganzheitliches Nähren, „Auftanken“ von Körper, Geist und Seele geschehen kann. Es geschieht! – wenn wir Zeit-Raum erlauben. Nähren vollzieht sich auf allen Ebenen und mit allen Sinnen. Mit Achtsamkeit zubereitete Nahrungsmittel, gemeinsames Essen mit netten Menschen, ein gutes Buch, schöne Musik, ein friedliches Gespräch, eine warme Wolldecke, Zeit zum Träumen, ein prasselndes Kaminfeuer oder eine heiße Badewanne sind *Nahrung*.

Übung: Den eigenen Rhythmus finden

Stellen Sie sich so hin, dass Sie Ihre ganzen Fußsohlen genau spüren. Vielleicht lassen Sie dazu Ihre Fußsohlen sanft abrollen: von den großen Zehen bis zu den kleinen Zehen über die Außenkanten bis zu den Fersen und über die Innenkanten bis zu den großen Zehen. Wenn Sie fest und sicher stehen, achten Sie bewusst auf Ihre Aufrichtung: Beginnen Sie bei den Füßen, über die Beine, das Becken, die gesamte Wirbelsäule. Richten Sie sich auf bis zu Ihrem Scheitel. Richten Sie sich bewusst auf, sodass Sie gerade und locker im Raum stehen. Mitunter hilft die Vorstellung, wie eine Marionette von einer imaginären Schnur am höchsten Punkt Ihres Kopfes langsam hochgezogen zu werden. Stehen Sie ruhig und entspannt. Die folgende Übung kann nur aus der Ruhe heraus entstehen:
Nehmen Sie wahr, *wie* Ihr Körper sich bewegen möchte, vielleicht wankt Ihr Rumpf leicht nach vorne und nach hinten, vielleicht eher nach rechts und links, vielleicht gibt es einen Impuls, auf den Füßen leicht zu

wippen, vielleicht möchten sich Ihre Arme oder Hände bewegen. Egal welchen Impuls Sie wahrnehmen, folgen Sie ihm einfach und gehen Sie in diese Bewegung hinein. Atmen Sie dabei ganz locker und frei ein und aus, und genießen Sie diese Bewegung, die der Körper aus seinem eigenen Impuls kreiert. Folgen Sie so dem Bewegungsimpuls für 5 Minuten. Dann kommen Sie langsam wieder zu einem festen und ruhigen Stand. Schließen Sie die Augen und spüren Sie in Ihrem Körper noch einmal der soeben erfahrenen Bewegung nach. Wiederholen Sie die ganze Übung und warten Sie auf den nächsten Impuls.
Wenn Sie die Übung abschließen möchten, dann recken und strecken Sie sich und schlenkern Sie Arme und Beine aus.
Sie finden diese Übung sehr schön und entspannt angeleitet auf der CD zu diesem Buch, die Sie bei mir direkt bestellen können unter info@lebensschritte.com.

Was Sie in dieser Übung wahrgenommen haben, ist Ihr eigener Rhythmus. Vielleicht waren es nur ganz kleine, langsame Bewegungen, vielleicht waren es ganz heftige, schnelle Bewegungen. Es war Ihre persönliche Bewegung, Ihr persönlicher Rhythmus.

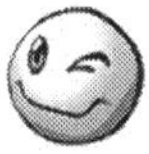

Das Auffinden und Erleben des einmaligen eigenen Rhythmus ist Heilung.

Einige Patienten stellen in dieser Übung fest, dass es zwischen dem Rhythmus, in dem sie leben, und der Bewegung, die sich in dieser Übung gezeigt hat, Widersprüche gibt. Ein Klient zum Beispiel, der den ganzen Tag durch die Gegend hetzte und rannte, spürte in dieser Übung sehr kleine, sehr langsame Impulse. Er war irritiert und erstaunt über die Kleinheit und die Sanftheit der Impulse und begann, die Übung täglich zu machen. Langsam experimentierte er mit dem, was er durch die Übung erfuhr, im Alltag und merkte, dass es ihm *und* seinem Darm guttat, auch im Alltag langsamer und konzentrierter zu handeln.

Was ist ganzheitliches Nähren? Und was hat es mit dem eigenen Rhythmus zu tun? Wir haben ja häufig die Vorstellung – um zu dem Bio-Bauern zurückzukehren –, wenn wir die Kartoffeln in die Erde stecken, dann wachsen sie schon und irgendwann ernten wir sie. Dem ist jedoch nicht so. Natur und Natürlichkeit sind ein immerwährender Prozess von Aufnehmen, Verdauen und Abgeben, von Werden, Wachsen und Sterben, der einer ständigen Pflege bedarf. So ist auch Genährtsein kein „Zustand". Ein ganzheitliches Genährtsein ist die Ernte einer beständigen Aufmerksamkeit, Achtsamkeit gegenüber den eigenen Bedürfnissen und Selbstfürsorge in allen Lebensbereichen.
Nähren benötigt Bewusstheit, sich selber wahrzunehmen. Es geht nicht nur darum, *was* Sie tun oder *was* Sie essen, sondern es geht auch darum, *wie* Sie es selber *wahrnehmen.* Das ist das berühmte halbvolle oder halbleere Glas. Alles, was Sie als „halbleeres Glas" wahrnehmen, drückt im Grunde genommen aus, dass Sie für sich einen Mangel wahrnehmen, der Ihnen sagt: *„Du bist jetzt gerade nicht gut genährt."* Sich gut nähren bedeutet, das Glas aus einer inneren Lebenshaltung heraus als „halbvolles Glas" wahrzunehmen. Zeichen dafür sind Freude, Kraft, Zuversicht und körperliches Wohlfühlen.

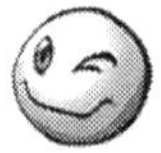

Ganzheitliches Genährtsein ist die Ernte einer beständigen Aufmerksamkeit, Achtsamkeit gegenüber den eigenen Bedürfnissen und Selbstfürsorge in allen Lebensbereichen.

Für mich war es ein einschneidender Moment in meiner eigenen Krankheit, als ich morgens in meinem Bett aufwachte und spürte, dass ich es *genoss, im Bett zu liegen.* Dieser minutenlange körperlich-seelische Genuss, einfach nur dazuliegen und die tiefe innere Freude, die ich darüber empfand, kann ich bis heute spüren und sie signalisierten den Beginn meiner Heilung.

Es ist ein herbstlicher Rückzug, aus der Normalität Ihres Alltags herauszugehen und Raum zu gewinnen, in dem innere Bilder und innere Antworten kommen dürfen. Sehr hilfreich kann hierbei z. B. das Autogene Training[8] sein, das von Prof. Dr. Dr. Johann Heinrich Schultz entwickelt wurde. Seine Gedanken waren, „das Seelische als biologische Höchstfunktion“ anzuerkennen. Viele Kulturen und Religionen dieser Welt haben erkannt, dass der Mensch in der Lage ist, mithilfe seiner Vorstellungskraft in eine tiefe Entspannung zu gelangen. Die Übungen des chinesischen Qigong oder Tai Chi sagen dazu: *„Dort, wo deine Vorstellung ist, da ist deine Kraft.“* Prof. Schultz entwickelte mit dem Autogenen Training eine Technik, die unabhängig von spirituellen Vorstellungen ist und sich alleine auf physiologische und psychologische Fakten stützt. Die Wirksamkeit des Autogenen Trainings – auch und gerade bei Magen- und Darmbeschwerden und -erkrankungen – konnte in vielen Studien nachgewiesen werden. Es lohnt sich, sich von einem ausgebildeten Arzt oder Therapeuten in dieser Methode unterrichten zu lassen. Aber auch meditative Techniken, Yoga, medizinisches QiGong oder MBSR[9] nach Jon Kabat-Zinn können große Helfer sein auf dem Weg zu Ihrer Heilung.

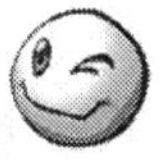

Es ist die ungeschminkte Klarheit über sich selbst, die Ihnen hilft, entspannt zu leben und zu spüren, was *Sie* wirklich nährt.

Am Ende des Herbstes stehen die Bäume nackt ohne die schmückenden Blätter, Blüten und Früchte. Geben Sie sich selbst die Chance, dass sich auch Ihr Innenleben vor Ihnen nackt präsentie-

[8] www.dgaehat.de
[9] http://www.mbsr-verband.org/

ren darf. Es ist diese ungeschminkte Klarheit über sich selbst, die Ihnen hilft, entspannt zu leben und zu spüren, was *Sie* wirklich nährt.

Winter – Kälte, Dunkelheit, Stille

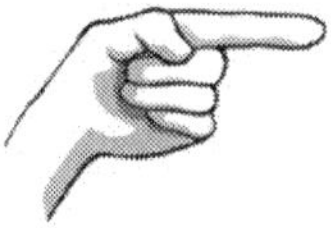

Die dunkelste Stelle durchschreiten, um heilende Stille zu erfahren.

Die Natur scheint das Vergangene gründlich zu beenden – nichts erinnert mehr an Blätter, Blüten und Vogelgesang, an Früchte, Farben, Sonne und Fülle. Es geht in diesem Kapitel um die Chance, innezuhalten und das Vergangene ungeschminkt zu betrachten und schmerzlos wertzuschätzen. Es ist die Zeit im Jahr, das eigene Leben Revue passieren zu lassen in Ehrlichkeit vor sich selbst. Im alten China wurde der Erfahrung der Stille besonders Rechnung getragen. Laut kaiserlichem Beschluss durfte im Winter nicht gereist werden. Alle Pässe wurden geschlossen. Die Menschen sollten bei sich zu Hause bleiben und eine Zeit der Stille eintreten lassen. Auch der ursprüngliche Gedanke von Weihnachten ist mit dem Gedanken der Stille verbunden.

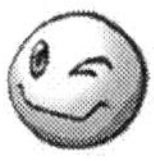

Das eigene Leben ehrlich und urteilsfrei zu betrachten ist sicherlich eine der größten Heilkräfte. Nichts „verbessern" wollen, nur still betrachten.

In der längsten Nacht wird die dunkelste Stelle durchschritten. Dieses Thema des Winters bietet die Möglichkeit, sich mit der eigenen „Dunkelheit" auseinanderzusetzen; z. B. den eigenen Ängsten, den „inneren Dämonen" und den Anteilen in sich selber, die man als „unzureichend" bewertet und am liebsten in den eigenen inneren Keller verbannt. Oder auch den Anteilen, die man an sich kritisiert und in irgendeiner Form „verbessern", „verändern" möchte. Im Süden Deutschlands gibt es am Ende des Winters Faschingsbräuche, die diese dunkle, dämonische Seite noch einmal inszenieren, bevor der Frühling kommt. Die Kapitel *Kälte* und *Angst* setzen sich mit diesen dunklen Themen auseinander. Widerstand gegen sich selbst, Enge und Angst haben auch die Dimension des „Nicht-zu-sich-selber-Stehens“. Aus Angst hat man sich zu viel aufgeladen. Unter dieser Last geht man in die Knie oder macht sich den Rücken krumm und der Magen und der Darm werden in dieser gebeugten Haltung ihres Platzes beraubt.

Die Kapitel *Achtsamkeit* und *Selbstbewusstsein* betrachten die heilende Kraft des Selbstvertrauens und des „Zu-sich-selber-Stehens“. Der Mensch richtet sich auf, die Organe haben wieder Platz, bekommen Raum, in ihrem Rhythmus ihren Dienst am Menschen zu versehen. Alles kommt wieder in Balance. Im Zentrum des „Zu-sich-selber-Stehens“, des bewussten Fühlens und Wahrnehmens trifft der Sucher auf Stille. Wohltuende, heilende Stille.

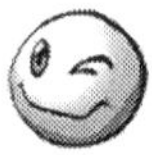

Aus der inneren Stille heraus können wir liebevoll und wertfrei Grenzen setzen.

Das Winterthema bietet die Chance, durch das Stillwerden den Zugang dazu zu finden, was gut für Sie ist, was Ihnen wohltut, was Ihnen Sicherheit in sich selbst (Selbst-Sicherheit) gibt. Es ist die Möglichkeit, mit sich selbst ins Reine zu kommen, eine gute Selbstwahrnehmung, Authentizität und Unvoreingenommenheit zu entwickeln. Es wird dann auch darum gehen, aus der Stille heraus liebevoll und wertfrei Grenzen zu setzen.

Kälte

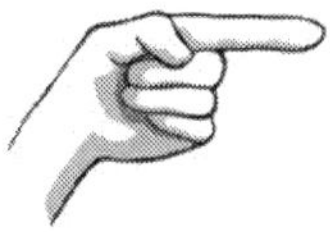

Wenn der innere Motor auf Hochtouren dreht, wird es kalt im Körper. Kälte schadet Magen und Darm. Zu viel Kälte führt zu innerer Erschöpfung.

Adrenalinhormone – Hektik – Erschöpfung

Eile, Hektik, „keine Zeit zu haben", eigentlich immer das Gefühl zu haben, dass ein großer Berg von unerledigten Dingen hinter einem liegt und ein ebenso großer Berg von noch zu erledigenden Dingen vor einem liegt, bedrängt viele Menschen. Ebenso fühlen sich viele von ihren eigenen Gedanken überfordert, die einfach nicht zur Ruhe kommen wollen und damit auch nicht mehr zulassen, dass der Mensch selbst zur Ruhe kommt. So sind z. B. Schlafstörungen in unserer Gesellschaft so verbreitet, dass es statistische Berechnungen darüber gibt, was die Müdigkeit und Unausgeruhtheit von Mitarbeitern wirtschaftlich für die deutschen Unternehmen bedeutet.
Mich interessiert eher, was diese Anspannung und Anstrengung *für den einzelnen Menschen gesundheitlich und seelisch bedeutet.* Auch der Winter ist von diesem angespannten Lebensgefühl nicht ausgenommen und gerade die Weihnachtszeit und der Jahreswechsel sind für viele Menschen die anstrengendste Zeit des Jahres.

Folgende Aussage in ihren verschiedenen Varianten höre ich ganz häufig:
„Aber die Hektik mache doch nicht ich. Die Hektik macht doch meine Familie/mein Chef/meine Kinder/die Schulden/der große Hof/die Situation, in der ich lebe."
„Es liegt an meiner Frau/meinem Mann/meinen Kindern/meinem Chef/der Nachbarin, dass ich mir so viele Sorgen mache."
Beinahe jeder meiner Klienten und Patienten empfindet, dass die Hektik, der Stress, der Krach *von außen* kommt. Sie empfinden es als sehr schwierig, sich dagegen abzugrenzen und für sich selbst

eine Pause oder eine Zeit der Stille einzurichten. Sie fühlen sich den Phänomenen ausgeliefert, ungerecht behandelt, übersehen oder sie ärgern sich darüber.

Der Dialog mit der äußeren Unruhe nimmt uns ganzheitlich gefangen. Der Körper reagiert auf dieses Denken und Fühlen und produziert Hormone, unter anderem Adrenalin und Cortisol. Diese Hormone fahren den inneren Motor hoch, stützen das Immunsystem und helfen uns. „Früher" halfen sie, dem Säbelzahntiger erfolgreich zu entkommen oder ihn erfolgreich zu erlegen, das heißt, sie halfen und helfen, bei Stress schnell zu reagieren und danach den Stress schnell wieder abzubauen. Doch der Körper kann nicht sortieren und unterscheiden. Er weiß nicht, dass es heutzutage häufig „nur" Gedanken und Vorstellungen sind und kein leibhaftiger Säbelzahntiger. Er stellt auch für den inneren Kampf aufgrund unserer eigenen Vorstellungen alles bereit, was zum Kämpfen oder zum Fliehen notwendig ist.

Das Problem mit dem Stress entsteht an den Punkten, wo

- der Stress als negativ empfunden wird und
- es mehr Stress als Entspannung und Erholung im Leben gibt.

Unter „Stresshormonen" steht der Körper in Bereitschaft, Höchstleistungen zu ermöglichen. War dies bei unseren Vorfahren hin und wieder in der Begegnung mit einem Säbelzahntiger oder Mammut nötig, so befinden sich heute – einige tausend Jahre später – viele Menschen *Tag für Tag* in dieser Anspannung.

Um Stress auf körperlicher Ebene zu kreieren, reicht zum Beispiel

- *das Gefühl*, irgendetwas vergessen zu haben
- *das Gefühl*, sich über etwas Sorgen machen zu müssen
- *das Gefühl*, etwas nicht ganz richtig gemacht zu haben

Viele Menschen leiden unter diesem inneren „Rotieren". Ständig sind ihre Gedanken mit Vorstellungen beschäftigt, denen die eigenen Gefühle dann folgen, und so erlebt der Körper eine ständige Bedrohung, die er mit der Ausschüttung von Hormonen beantwortet. Unter dieser permanenten „Hormonberieselung" leidet das Immunsystem. Die Zahl der weißen Blutkörperchen verringert sich. Die Organe werden schlechter versorgt und es wird immer schwieriger, hohen Leistungsanforderungen standzuhalten. Ganz besonders leidet jedoch das Verdauungssystem. Anspannung, Verspannung, Bauchschmerzen, Übelkeit, Durchfälle und/oder Verstopfung sind eine Folge von diesem permanenten inneren Stress.

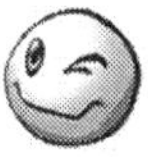

Wenn die eigenen Gedanken ständig mit Vorstellungen, Sorgen, Ängsten beschäftigt sind und die eigenen Gefühle jedes Mal darauf eingehen, dann erlebt der Körper beständig eine Bedrohung, die er mit der Ausschüttung von Hormonen beantwortet.

Es gibt ein schönes Bild aus der chinesischen Medizin: Der Körper ist wie ein großer Kupferkessel. Dieser Kupferkessel hängt gefüllt mit warmer Suppe über einem gleichmäßig wärmenden und langsam vor sich hin glühenden Lagerfeuer. Das Feuerholz, mit dem das Lagerfeuer bestückt ist, ist die Geburtsenergie. Jeder Mensch verfügt über einen einmaligen Vorrat von Feuerholz/Geburtsenergie. Man kann sich das so vorstellen wie das Holz, das als Vorrat vor einer Berghütte aufgestapelt ist. Der Kessel – unser Körper – hat eine beständige Temperatur von 36–37 Grad. Jede Köchin/jeder Koch weiß, dass es nur wenig Energie kostet, etwas Warmes warmzuhalten, aber sehr viel Energie kostet, etwas Kaltes zum Kochen zu bringen. Ein Teelicht in einem Stövchen reicht zum Beispiel aus, um eine Kanne Tee warmzuhalten. Kaltes Wasser mit einem Teelicht aufzuheizen, ist dagegen schwer. Wenn man den Kessel/Körper also in Balance auf der körpereigenen Temperatur hält, muss man nur sehr wenig Feuerholz/Geburtsenergie von dem Vorrat nachlegen.

Kalte Nahrung und kalte, eisgekühlte Getränke, kalte Gefühle (z. B. Anspannung und negativer Stress), hohe Anforderungen oder Erschöpfung haben auf unseren Körper die gleiche Wirkung wie ein Schwall kaltes Wasser, der in den Kupferkessel gekippt wird. Die ganze „Körper-Suppe“ kühlt sich ab. Es muss unter dem Kessel mehr Feuerholz/Geburtsenergie nachgeschoben werden, um diese kalte Suppe wieder zu erwärmen. Von dem Feuerholz, dieser Geburtsenergie, hat jeder Mensch aus Sicht der chinesischen Medizin jedoch nur eine bestimmte Menge zur Verfügung.

Ganz plastisch ist es vielleicht daran zu sehen: Ein Getränk aus dem Kühlschrank hat vielleicht eine Temperatur von 4 Grad – Ihr Körper hat eine Temperatur von 36–37 Grad. Trinken Sie dieses kalte Getränk, dann kühlt Ihr Körper ab und muss die Arbeit leisten, wieder auf die gewünschten 37 Grad „Betriebstemperatur“ zu gelangen. Der Körper unterscheidet nicht zwischen kaltem Getränk und kalten Gefühlen.

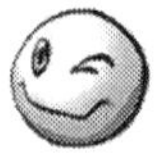

Der Körper unterscheidet nicht zwischen kaltem Getränk und kalten Gefühlen.

Noch einmal aus europäischer Sicht betrachtet: Unter großer Anspannung in einem hektischen Alltag zu leben, bedeutet, aus der eigenen Substanz zu leben. Leben, das aus der eigenen Substanz gelebt wird, kühlt nicht nur aus chinesischer Sicht Körper, Geist und Seele ab. Erkältungen treten gehäuft auf und auch auf der emotionalen Ebene macht sich Kälte breit, man ist frustriert, enttäuscht, seelisch erschöpft und dann häufig auch körperlich erschöpft. Kälte, die in ein Lebewesen hineinzieht, führt zu Erschöpfung und Lethargie.

Maria war Ende 30, Mutter von vier Kindern und verantwortlich für eine große Landwirtschaft. Sie war in meine Praxis gekommen, weil sie über einen Zeitraum von einem Jahr ihre Erkältung und die damit verbundenen ständig wiederkehrenden Symptome einer Magen-Darmgrippe nicht mehr loswerden konnte. Sie dachte, ich könnte ihr zu einer Ernährung verhelfen, die ihr schnell ihre Kraft und Gesundheit wiedergeben würde. Maria machte einen sehr erschöpften Eindruck. Meine Fragen zielten erst einmal auf ihren Alltag und es stellte sich heraus, dass sie seit vielen Jahren eine Sieben-Tage-Woche hatte und einen 16-Stunden-Arbeitstag. Die hohen Ansprüche, eine gute Mutter, Ehefrau und Hoferbin zu sein, trieben sie seit Jahren zu Höchstleistungen an.

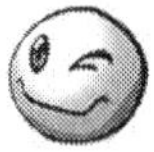

Unser Lebensstrom kommt leider nicht aus der Steckdose, sondern aus unserer eigenen Lebenssubstanz.

Viele Menschen sind im Laufe ihres Lebens langsam-schleichend wie Maria zu Vielarbeitern und Wenigschläfern geworden und stehen permanent „unter Strom“. Leider kommt der Lebensstrom nicht aus der Steckdose, sondern aus der eigenen Substanz. Je mehr diese Substanz verbraucht wird, desto erschöpfter fühlen wir uns. Erschöpfung bedeutet, dass der Rhythmus des Alltags und der Rhythmus des Körpers und der Rhythmus der Seele zu *zwei* Rhythmen geworden sind. Viele meiner Patienten empfinden diesen Zustand als *innere Zerrissenheit*, in der sie sich selbst und ihren eigenen Lebensrhythmus nicht mehr spüren können.

Es gibt in unserem Alltag sehr viele Situationen, die eher „kalt“ sind. Wir ernähren uns im eher kalten Nord-Europa häufig von „Kaltem“, wie z. B. Frühstück*brot*, Rohkost, kalte Getränke, kalte Süßspeisen. Häufig gibt es nur eine warme Mahlzeit am Tag, dafür aber reichlich Stress und Anspannung, was wiederum „sehr kalt“ ist.
Es lohnt sich, sich bewusst zu werden, wo es in Ihrem Leben Kältequellen gibt. In vielen Ländern dieser Welt wird drei Mal am Tag gekocht und wenn es morgens nur eine leichte Reissuppe ist. Es ist etwas Warmes.

Übung: Wahrnehmung von Wärme und Kälte

Suchen Sie sich einen ruhigen Ort, an dem Sie bequem sitzen können. Fühlen Sie, an welchen Stellen Ihr Körper kalt ist und an welchen Stellen Ihr Körper warm ist. Beginnen Sie bei Ihren Füßen. Können Sie so, wie Sie jetzt sitzen, feststellen, ob Sie kalte oder warme Füße haben? Sonst fassen Sie Ihre Füße einmal an. Von den Füßen gehen Sie Ihre Beine hoch zu Ihrem Po, Ihrem Rücken, Ihrem Bauch, Ihren Schultern, Ihren Armen, Ihren Händen, Ihrem Kopf und Ihrem Gesicht. Ist Ihre Nasenspitze warm oder kalt? Können Sie es spüren? Sonst scheuen Sie sich nicht, es zu ertasten.
Hatten Sie das Gefühl, Ihre Füße seien warm, und als Sie sie anfassten, stellten Sie fest, dass sie kalt waren? Hatten Sie das Gefühl, Ihr Rücken und Ihre Hüften seien warm, und als Sie sie mit den Händen berührten, stellten Sie fest, sie waren kalt?
Machen Sie sich vielleicht Notizen und wiederholen Sie die Übung 1–2x pro Woche. Beenden Sie die Übung, indem Sie sich eine schöne Körpermassage selbst geben. Beginnen Sie bei Ihren Füßen und nehmen Sie, wenn Sie mögen, einen Igelball zu Hilfe, mit dem Sie sich sanft massieren und so die Durchblutung beleben.

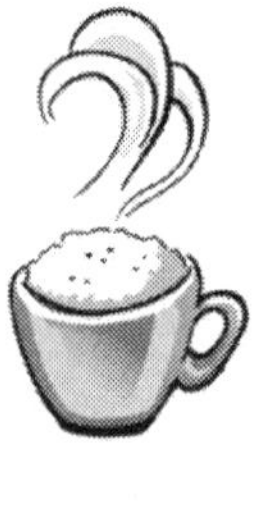

Achtsamkeit

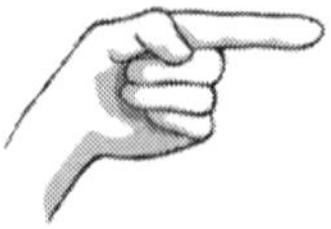

Über die Achtsamkeit im Umgang mit sich selbst und wärmende Nahrung als Wegbegleiter in die innere Stille.

Stille ist ein großes Wort. Stille wächst in einem inneren Raum und entwickelt von innen nach außen ihre heilende Kraft. Ein Weg, diesen inneren Raum zu öffnen, führt über die Achtsamkeit. Was ist Achtsamkeit? Wie geht das überhaupt?

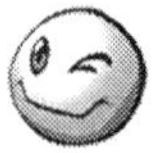

Achtsamkeit bedeutet, in Ruhe und ohne Urteil zu beobachten, was Sie JETZT gerade tun, was Sie JETZT gerade fühlen, was Sie JETZT gerade denken. Nur beobachten.

Achtsamkeit ist erst einmal konzentrierte Aufmerksamkeit. Es geht darum, die ganze Konzentration auf das zu richten, was Sie *jetzt* gerade tun. Zum Beispiel

1. einen Apfel im Laden auszusuchen,
2. ihn zu Hause zu waschen
3. und ihn abzutrocknen,
4. ihn zu schälen und
5. dann zu essen.

Es geht um die einzelnen Schritte. Mit jedem Schritt sind Sie mit Ihrer Aufmerksamkeit ganz bei dem, was Sie gerade tun. Ihre Gedanken sind *ganz* auf diesen Apfel gerichtet und Sie beobachten genau, was Sie tun. Erst wenn Schritt 1 abgeschlossen ist, folgt Schritt 2 und Sie konzentrieren sich ganz auf diesen zweiten Schritt.
Gelebte Achtsamkeit hat Konsequenzen. Zuerst entschleunigt sie den Alltag, dann verändert sie die Qualität des Alltags und wird in der Folge fast unmerklich zu einem wichtigen, heilenden Faktor.

Gerade wenn Magen und Darm leidvolle Erfahrungen hinter sich haben, ist es heilsam, mit einer Achtsamkeit zu essen, die zu einem ganzheitlichen Erlebnis aller Sinne führt. Ein liebevoll gedeckter Tisch, eine Kerze oder eine Blume auf dem Tisch können Ruhe vermitteln. Riechen Sie, schmecken Sie, nehmen Sie Ihr körperli-

ches Befinden wahr. Nehmen Sie sich bewusst Zeit zum Essen. Jeden Bissen gut zu kauen, genau zu schmecken und auch immer wieder Pausen einzulegen, sind Übungen der Achtsamkeit, die Ihnen Ihr Magen dankt.
Spüren Sie, ob Ihr Bauch überhaupt bereit ist zur Aufnahme von Nahrung. Der Magen ist wie ein Wartezimmer. Alles, was in ihn hineingegeben wird, wartet auf den weiteren Verdauungsvorgang, der von der gleichmäßigen rhythmischen Bewegung des Darmes bestimmt wird. Mahlzeiten, die unachtsam hinuntergeschlungen werden, führen im Magen zu einem Szenario, das man sich wie ein volles Wartezimmer in einer Arztpraxis vorstellen kann. Der letzte Patient, der kommt, findet schlechte Luft vor, ungeduldige Mit-Patienten und meistens nur noch einen Stehplatz, vielleicht muss er sogar im Flur warten. Stellen Sie sich im Gegenzug eine gut geführte Arztpraxis vor. Nur ein anderer Patient sitzt im Wartezimmer, das angenehm leer und gut gelüftet ist. Sie setzen sich in Ruhe in einen Sessel und wissen, dass sie nach kurzer Zeit aufgerufen werden. Pausen beim Essen, gutes Kauen, Zeit und Ruhe wirken sich nicht nur heilend auf Ihren Magen und Ihren Darm aus, sondern auch auf Ihren Alltag.

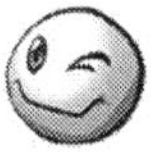

Pausen beim Essen, gutes Kauen, Zeit und Ruhe wirken sich nicht nur heilend auf Ihren Magen und Ihren Darm aus, sondern auch auf Ihren Alltag.

Achtsamkeit beginnt beim Einkaufen, wie wir oben bei dem Beispiel mit dem Apfel gesehen haben. In einem sehr schönen chinesischen Kochbuch las ich: *„Wenn Sie einkaufen gehen, dann reden Sie mit dem Gemüse!“* Vielleicht ist es eine Anregung, öfter zwischen den einzelnen Obst- oder Gemüsesorten hin und her zu wandern, jedes Nahrungsmittel ins Zentrum der Betrachtung zu stellen und aufmerksam zu hören, was Magen und Darm dazu sagen. Achtsamkeit zeigt sich auch in der Art und Weise, *wie* Lebensmittel in der Küche oder in den Vorratsschränken gelagert werden und *wie* man sie verarbeitet. Achtsamkeit zeigt sich auch in der Zeit und dem Überblick, den wir dem Thema des ganzheitlichen Nährens in unserem Leben widmen.

Achtsam zu handeln ist ein wichtiger Schritt, um sich seiner selbst bewusst zu werden, um Klarheit über die eigenen Bedürfnisse zu gewinnen und Kraft, Ruhe und Vertrauen zu sich selbst zu gewinnen. Prozesse wie achtsames Kochen, achtsames Essen oder auch achtsames Aufräumen mögen in den ersten Tagen und Wochen unscheinbar aussehen, verändern aber in kleinen Schritten nicht nur Ihren Alltag, sondern auch die Art und Weise, wie Sie sich selbst in Ihrem Alltag wahrnehmen.

Jedes Tun, das achtsam geschieht, beinhaltet Wärme, die auch körperlich wahrgenommen werden kann. Da, wo Ruhe und Achtsamkeit herrschen, entspannt sich der ganze Körper. Alle Organe, Muskeln, jede kleinste Zelle wird besser durchblutet und versorgt und das wird genussvoll durch Wärme spürbar.

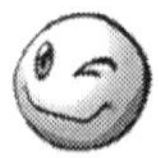

Achtsames Handeln führt zu tragfähigen, heilenden Veränderungen.

Achtsames Handeln führt zu tragfähigen, heilenden Veränderungen. Der Alltag wird immer weniger als hektisch, unbefriedigend und auslaugend erlebt. Stattdessen entstehen Entspannung, Wärme, Überblick. Aus der Achtsamkeit wächst ein Raum, in dem es Zeit gibt, auf sich selbst und sein eigenes Handeln zu blicken. Dieser Blick trägt die große Chance in sich, dass Akzeptanz entsteht. Akzeptanz gegenüber sich selbst, Akzeptanz gegenüber den Menschen, mit denen man den Alltag teilt, Akzeptanz gegenüber der Umgebung und den Situationen, die man im Alltag erlebt. Aus dieser Akzeptanz wächst Gelassenheit und innere Ruhe. So in seinem Zentrum lebend ist es möglich, in jedem Moment auf andere, neue Art zu denken und zu handeln.

In meiner eigenen Krankheit war die Erfahrung der Achtsamkeit ein wichtiger Schlüssel zur Heilung. Um meine in meiner Kindheit geprägten Vorstellungen zu erfüllen, wer und wie ich zu sein hätte, war ich immer schneller durch meinen Alltag gehetzt. Ich hatte mich verausgabt, um dieses Selbstbild zu erfüllen und erreichte es doch nie (mehr dazu auch in meinem Buch: „Kennen Sie Ihren Weg? Über die Kunst den eigenen Weg zu gehen" – Neuauflage 2014). In der Übung der Achtsamkeit lernte ich vor allem Achtsamkeit gegenüber mir selbst. Wertschätzung mir selbst gegenüber, liebevolles und bewusstes Akzeptieren aller meiner netten und unnetten Seiten fiel mir immer leichter. Die inneren Urteile wurden langsam weniger. Langsam und bedächtig wuchsen Gelassenheit und Freiheit. Ein wichtiger Schlüssel, um diesen Weg zu gehen, war ein ganz bewusstes „JA". Ein „Ja" zu meiner Wut. Ein „Ja" zu meinem Scheitern, wo immer ich es sah. Ein „Ja" zu meinen vermeintlichen „Unzulänglichkeiten" und vor allem zu allen Situationen, in denen ich mich als „zu langsam", „zu wenig effektiv" aburteilte. Zeitweise gab es in meinem Arbeitszimmer eine Wand, auf die ich in allen bunten Farben und in allen erdenklichen Schriftgrößen „JA" geschrieben hatte. So hatte ich es täglich vor Augen.

Übung: Stille Zeit

Machen Sie es sich an einem Platz bequem, an dem Sie sich wohlfühlen und nicht gestört werden. Stellen Sie eine Kerze vor sich, sodass Sie die Flamme bequem, ohne sich anstrengen zu müssen, auf Augenhöhe betrachten können. Beobachten Sie einfach nur die Flamme. Entspannen Sie sich dabei. Fühlen Sie auch immer wieder, ob Sie noch ganz entspannt und bequem sitzen. Ihr Kopf und Ihre Augen sollten nirgendwo angespannt sein. Die Kerze wird lange brennen. Sie können sich getrost in den Sessel lehnen.

Es gibt keine Eile. Es gibt nichts zu erreichen. Es werden Gedanken, Gefühle und innere Bilder auftauchen. Lassen Sie alle Regungen und Gefühle zu, ohne tiefer einzusteigen. Ein Gedanke, ein Gefühl kommt und Sie konzentrieren sich ganz auf die Beobachtung der Flamme. Der nächste Gedanke kommt und wieder geht Ihre Aufmerksamkeit von dem Gedanken weg auf die Flamme der Kerze.

Nach und nach werden die Gedanken und auch die Gefühle zur Ruhe kommen. Stille stellt sich ein.

Beenden Sie die Übung, indem Sie Ihre Handflächen kräftig aneinander reiben, Ihre Füße und Fußsohlen massieren und sich nach dem Aufstehen aus dem Sessel rekeln und strecken und dabei tief durchatmen.

Platz für Sie und Ihre Gedanken.

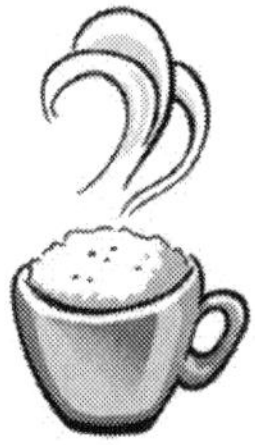

Die Traditionelle Chinesische Medizin sieht neben der Achtsamkeit noch eine zweite wärmende Quelle: die Nahrungsmittelenergien. Viele alte Heilweisen, z. B. auch die Lehre des Ayurveda und Hildegard von Bingen, kennen diese Einordnung von Lebensmitteln entsprechend ihrer thermischen Energien. Die Beobachtung der thermischen Energien des Körpers des Patienten und die Beobachtung der thermischen Energien der Lebensmittel waren früher grundlegender Bestandteil von Diagnose und Ernährungsumstellung. Menschen mit viel Hitze wurde kühlende, aber nicht kalte Nahrung empfohlen, Menschen mit viel Kälte wurde wärmende, aber nicht heiße Nahrung empfohlen, um so sanft die Balance wiederherzustellen.

Eine ganz einfache Beobachtung ist die: Eis ist kalt und kühlt den Körper ab. Glühwein ist warm und erwärmt den Körper. Das haben wir sicher alle schon einmal erfahren. Etwas schwieriger wird es bei Melonen, Bananen oder Zitronen. Sie haben eine abkühlende Wirkung auf den Körper. Wohingegen Zimt, Nelken, Paprikapulver, Rotwein, aber auch frische Kräuter eine sanft wärmende Wirkung haben. Gegrilltes Fleisch, Chili, Tabasco, Schnaps haben eine heiße, erhitzende Wirkung. Jedes Lebensmittel hat eine eigene Energie, die eine bestimmte Thermik im Körper bewirkt. Man kann das an der eigenen körperlichen Reaktion wahrnehmen, wenn man dieses Lebensmittel relativ naturbelassen verzehrt.
Umgekehrt kann man auch wahrnehmen, welche Temperatur oder Energie der eigene Körper benötigt. Mitunter ist einem nach etwas Frischem zumute, mitunter braucht man etwas Wärmendes. Es erfordert Achtsamkeit und Geduld, dieses Körpergefühl stärker wahrzunehmen und Lebensmittel in ihren Energien besser kennenzulernen. Der Körper verändert sich zudem beständig und Lebensmittel, die einem im Alter von 20 Jahren wohltaten, sind im Alter von 50 Jahren eventuell nicht mehr wohltuend. Glühwein beispielsweise, der im Alter von 20 angenehm wärmte, kann im Alter von 50 einen Schweißausbruch hervorrufen. Meine Tochter empfindet Wassermelone zum Beispiel als erfrischend, süß und angenehm. Meine 70-jährige Tante hingegen lehnt Wassermelonen in

den letzten Jahren immer wieder höflich ab mit der Begründung: *„Mein Bauch wird zu kalt.“*

Im Winter ist es wichtig, auf wärmende Ernährung zu achten. Wärmende Ernährung im Sinne der TCM bedeutet nicht nur „etwas Heißes“, sondern vielmehr, dass das Lebensmittel als solches über wärmende Energien verfügt.

Lebensmittel mit wärmender Thermik
Getreide: Hafer, Grünkern
Kräuter: Basilikum, Estragon, Ingwer, Kardamom, Koriander, Kümmel, Liebstöckel, Majoran, Muskat, Oregano, Rosmarin, Wacholderbeeren
Obst: Holunder, Sultaninen, Rosinen, getrocknete Aprikosen
Gemüse: Rosenkohl, Kürbis, Fenchel, Porree, Meerrettich und Zwiebeln
Nüsse
Wild

Achtsamkeit, Ruhe, wärmende Lebensmittel und auch das aktive Warmhalten des Körpers (Kleidung, Wärmflasche, Bettdecke) sorgen dafür, dass die eigene Lebensenergie in kalten Zeiten bewahrt wird. Meine Großmutter, die aus dem Baltikum stammte und bei uns zu Hause den Haushalt führte, zog mich als Kind bei den ersten Erkältungsanzeichen aus dem Verkehr. Mir wurde Bettruhe verordnet, ich musste dicke, kratzende Wollsocken anziehen, bekam eine Wärmflasche an die Füße gelegt und heißen Holundersaft zu trinken. Der Effekt war der, dass ich am nächsten Morgen wieder topfit war, aber „leider“ noch nicht zur Schule durfte, einen wundervollen Tag mit einem Buch genoss und erst am übernächsten Tag wieder zur Schule ging. Ein zweiter Effekt war, dass ich in meiner Kindheit und Jugend nie die Erfahrungen machte, die viele meiner kleinen und großen Klientinnen machen, dass sich Erkältungen und grippale Infekte über Monate hinweg aneinanderreihen.

Um wie im Fall von Maria verloren gegangene Lebensenergie wieder aufzubauen, braucht es allerdings etwas mehr als nur eine Umstellung auf wärmende Ernährung. Maria hatte sich nicht bei den ersten Anzeichen der inneren Kälte und Erschöpfung „aus dem Verkehr“ ziehen können, sondern immer weitergemacht und ihre Batterien wirklich geleert. Hier hat die chinesische Kochkunst ein ganz besonderes Rezept entwickelt, um Lebensenergien, die über einen langen Zeitraum verloren gegangen sind, wieder aufzubauen: Suppen. Es sind nicht Suppen, wie wir sie kennen, sondern es sind Suppen, die aus ganz wenigen Zutaten über lange Zeit mitunter Tage, gekocht werden. Am Ende dieses langen, langsamen Kochprozesses werden sämtliche Zutaten weggeworfen und es bleibt nur die Brühe, die getrunken wird. Solche Suppen kann man aus Gemüse kochen oder aus Hühnerfleisch oder auch aus Rindfleisch. Nicht jedoch aus Schweinefleisch, denn Schwein hat eine kalte Energie.

Eine selbst gekochte Hühnerbrühe oder auch eine Gemüsebrühe wärmt Körper und Seele.

Die Achtsamkeit im Umgang mit sich selbst und dem eigenen Alltag sowie wärmende und nährende Nahrung und Gedanken sind gute Führer auf dem Weg zur inneren Stille, in der wir uns selbst und damit der eigenen inneren Wahrheit als Heiler begegnen können.

Angst

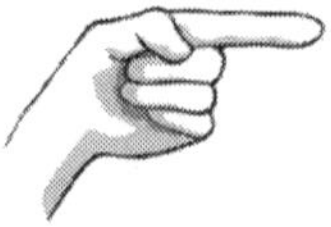

Wenn es an Selbstvertrauen mangelt, übernimmt die Angst die Regierung.

Reizdarm – Vegetatives Nervensystem – Selbstvertrauen

In unserer Gesellschaft werden Menschen wie Maria, die sich und ihrer Gesundheit eine 7-Tage-Woche mit 70 Arbeitsstunden und mehr zumuten, oft als starke und besonders wertvolle Menschen angesehen. In der Kultur, in der wir in Europa und den USA leben, wird das *Tun* – oft unbewusst – mit dem Wert eines Menschen gleichgesetzt und so wundert es nicht, dass die Untersuchungen über die Auswirkungen von Schlafstörungen auch zuerst wirtschaftliche Untersuchungen waren: Welcher Schaden entsteht für das Bruttosozialprodukt. In so einem gedanklichen Umfeld ist es schwer, sich aktiv und freudig zum *Nichtstun* zu bekennen, weil die Angst regiert, dass das Bedürfnis nach Ruhe als Faulheit angesehen werden könnte. Menschen, die eher eine ruhigere Gangart im Leben benötigen, empfinden sich schnell unter Druck. In den meisten Fällen ist es der Körper, der der seelischen Botschaft vorangeht und durch die Krankheit auf die seelischen Themen aufmerksam macht.

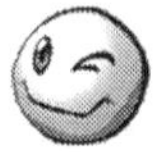

„Sag du es ihr", sagte die Seele zum Körper, „auf mich hört sie nicht."

Thorsten, 57 Jahre alt, selbstständiger Handwerker, litt seit langer Zeit an Durchfällen. Thorsten war ein Mensch, der Bedächtigkeit und Ruhe ausstrahlte. Bedenkenlos würde man ihm die schwierigsten Reparaturen anvertrauen, denn er erweckte spontan Vertrauen und das Gefühl der Sicherheit in seinem Gegenüber. Thorsten war von seinem Hausarzt gründlich untersucht worden und mit der Diagnose „Reizdarm" entlassen worden. Er wollte von mir wissen, wie er sich von nun an ernähren sollte. In unseren Gesprächen zeigte sich, dass Thorsten unter Angst litt, mit den Verpflichtungen, die er empfand, nicht Schritt halten zu können. Er sah das Leben als schwierig und anspruchsvoll an. Er fühlte Druck und Angst, wenn er mit neuen Kunden sprechen musste, Situationen vor Ort schnell einschätzen sollte oder für sich selber Akquise machen musste. Am liebsten war es ihm, bei Kunden, die er kannte, zu arbeiten und ausschließlich durch Mund-zu-Mund-Propaganda von Freund zu Freund weiterempfohlen zu werden. War er erst einmal mit der Arbeit selbst beschäftigt und konnte vor Ort in seinem eigenen Rhythmus arbeiten, war er glücklich und zufrieden und wurde zur großen Zufriedenheit seiner Kunden termingerecht fertig.

Karl war von Beruf Fernfahrer und seine Darmbeschwerden machten es ihm fast unmöglich, seinen Beruf weiter auszuüben und lange Touren quer durch Europa zu fahren. 20 Jahre lang war sein Fernfahrerleben für ihn normaler Alltag gewesen. Er liebte seinen Beruf. Auch ihm ging es um die Frage, wo seine gesundheitlichen Probleme ihren Ursprung hatten.
Mithilfe von Übungen und Gesprächen entstand ein Raum in ihm, in dem er wahrnahm, dass dieser einstmals so geliebte Beruf schon lange vor seiner akuten Erkrankung für ihn zu einer Belastung geworden war. Höherer Termindruck, vollere Autobahnen, strengere Gesetze, ständig wechselnde Kollegen und anderes mehr waren zusammengekommen und machten ihm Angst, den Ansprüchen seines Berufes nicht mehr genügen zu können.

Angst hat viele Gesichter und viele Ursachen. Im Rahmen dieses Buches beschäftige ich mich mit einer Facette und zwar der Angst aus Mangel an Selbstvertrauen[10] und Selbstwert[11]. Der Begriff Angst stammt von dem indogermanischen Wort *anghu*, „beengend“, und ist auch mit dem lateinischen Wort *angor*, „das Würgen“, verwandt. Sowohl Thorsten als auch Karl empfanden in ihrem Alltag zunehmend Druck, es war „eng“ geworden für sie.

---

[10] Mehr zum Thema Selbstvertrauen finden Sie in meinen anderen Büchern und auf meiner Webpage: www.selbstvertrauen-info.de

[11] www.selbstwert-info.de

Die Ansprüche von außen, die Anforderung, die ihr Alltag stellte, hielten sie „in einem Würgegriff“. Beide spürten diesen Würgegriff körperlich und beschrieben es als „Knoten im Magen“ oder „Kloß im Hals“. Beiden war es immer schwer gefallen, sich selber anzuerkennen, was sie leisteten, klar Stellung zu beziehen und gegenüber Ansprüchen anderer Grenzen zu setzen. Jede kleinste Auseinandersetzung kostete Kraft. Jedem Anspruch, der von außen kam – *„kannst du bitte schnell noch dies und das machen“* –, kamen sie nach. Und so war es nicht verwunderlich, dass sie von ihren Mitmenschen gelobt wurden für ihre Einsatz- und Hilfsbereitschaft. Niemand jedoch sah, dass diese nach außen sichtbare Hilfsbereitschaft für Thorsten und Karl Belastung, Anspannung und Stress bedeuteten. Es entstand immer mehr Angst, den Anforderungen nicht mehr gerecht werden zu können. Und es entstand ein Phänomen, das als „Angst vor der Angst“ bezeichnet wird. Zum einen ist da die Angst, den eventuellen Anforderungen nicht gerecht werden zu können, zum anderen gesellt sich nach einer Weile die Angst dazu, dass man *wieder* Angst haben könnte … wie schon die letzten Male. Es wird zu einem Teufelskreis.

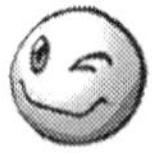

Körperliche Reaktionen, die sich durch die Angst einstellen, sind willentlich nicht steuerbar.
Hier steuert das vegetative Nervensystem.

Die körperlichen Reaktionen, die sich mit der Angst einstellen, werden vom vegetativen Nervensystem gesteuert. Das vegetative Nervensystem ist ein autonomes Nervensystem und sichert im Extremfall das Überleben. Das vegetative Nervensystem lenkt die Kraft, die für eine geregelte Verdauung benötigt wird, in Muskeln, Nerven und Herzschlag, um dem Menschen zu ermöglichen, im Falle der Säbelzahntiger-Begegnung besser kämpfen oder schneller flüchten zu können. „Sich vor Angst in die Hosen machen“ hat aus der Logik des Körpers einen Sinn. Der Körper wirft alles ab, was ihn in dieser Situation unnötig Kraft kosten könnte, und stellt vor allem die Verdauungstätigkeit ein. Das

Verdauen eines Steaks kostet Kraft und beschäftigt den Verdauungsapparat über Stunden, d. h., die Blutzufuhr zentriert sich um den Verdauungsvorgang. Man kann beobachten, wie die Blutzufuhr sich im Bauch konzentriert, wenn man nach einem reichlichen Essen müde wird oder kalte Füße und kalte Hände bekommt. Auch das Denken kann sich verlangsamen, man kann sich schlechter konzentrieren. Ein altes Sprichwort sagt: „Voller Bauch studiert nicht gern."

Um körperliche Reaktionen auszulösen, ist es dem vegetativen Nervensystem egal, ob der Säbelzahntiger wirklich angreift oder ob dies nur *in unserer Vorstellung* geschieht. Die körperlichen Reaktionen klingen nach Ende der als bedrohlich *vorgestellten* Situation relativ schnell wieder ab. Ein Problem entsteht erst, wenn sich ein *als bedrohlich empfundener Gedanke* an den nächsten reiht. Mitunter heißt die ärztliche Diagnose dann: Vegetative Dystonie oder Befindlichkeitsstörung oder psychosomatische Erkrankung. Das vegetative Nervensystem ist aus dem Takt geraten und hat nicht ausreichend Zeit, sich wieder zu regenerieren und in seinen eigenen Takt zurückzufinden. Es reicht wie gesagt *die Vorstellung* darüber, dass eine Situation „gefährlich" sein könnte, um eine *körperliche* Reaktion hervorzurufen. Viele Menschen leiden sehr stark darunter, dass sie dem Leben eher ängstlich gegenüberstehen, dass sie sich schnell angegriffen, überfordert, an den Rand gedrängt fühlen. Es gelingt ihnen nur schwer, selbstbewusst aufzutreten. Gegenüber den Ansprüchen von außen klare Grenzen zu ziehen, ist für sie größter Stress. Und der gutgemeinte Ratschlag *„Da musst du doch keine Angst haben ..."* hilft nicht, weil das vegetative Nervensystem kein Ohr für Ratschläge hat. Was kann man tun?

Gehen wir zurück in die Kindheit.

- Hatten Sie Eltern oder Lehrer, die Sie bewahren, behüten und beschützen wollten und Ihnen vieles abnahmen, was zu einer „bösen" Erfahrung hätte führen können?
- Hatten Sie Eltern oder Lehrer, die das, was Sie taten, kritisierten und nur sehr selten Lob austeilten?

Diese beiden Fragen sind zwei Seiten derselben Medaille, die dazu führen können, dass es Ihnen vielleicht im Leben an Selbstvertrauen mangelt. Ein kleiner Test für Sie: Wie geht es Ihnen mit Ihrem Selbstvertrauen?

Test: Selbstvertrauen

- ☐ Ich fühle mich unwohl dabei, neue Menschen kennenzulernen.
- ☐ In Diskussionen und Auseinandersetzungen schlucke ich meine eigene Meinung lieber runter oder ziehe mich zurück.
- ☐ Wenn mir etwas danebengeht, kann ich mich nur schwer damit abfinden.
- ☐ Wenn mich mein Alltag überrollt, fühle ich mich hilflos und ausgeliefert.
- ☐ Wenn andere zu viel von mir fordern, weiß ich nicht, wie ich Grenzen setzen kann.
- ☐ Wenn mich jemand lobt, ist mir das eher peinlich.
- ☐ Ich bereite mich auf Aufgaben gerne sehr gut vor und hoffe, dass nichts schiefgeht.

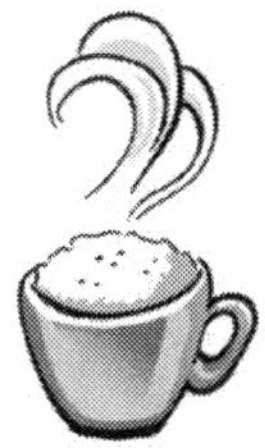

Selbstvertrauen ist nicht angeboren, sondern wird erlernt. Menschen, die durch Elternhaus und Schule nur ein schwaches Selbstvertrauen erlernt haben (haben Sie in dem kleinen Test mehr als dreimal mit „Ja“ geantwortet?), reagieren in vielen Situationen ängstlich. Das hat nur sehr wenig mit den eigenen Fähigkeiten zu tun. „Objektiv“ waren Thorsten und Karl nicht nur sehr kompetent in ihren jeweiligen Berufen, sondern besaßen auch das Vertrauen ihrer Kunden, waren beliebt und geachtet. Der Knackpunkt lag darin, dass *sie selbst* nicht an ihre Fähigkeiten glaubten, sich ihrer Qualitäten nicht sicher waren und *sich selbst* jedes Mal aufs Neue in Frage stellten. So erschien ihnen alleine schon das Bedürfnis danach, in ihrem Rhythmus entspannt arbeiten zu können, als fragwürdig und ungerechtfertigt. Sie bezweifelten, was sie in sich selbst wahrnahmen. Was von außen auf sie zukam, empfanden sie häufig als Druck oder Bedrohung und versuchten gleichzeitig, den Anforderungen trotzdem gerecht zu werden. Angst ist in diesem Zusammenhang eigentlich eine schützende Reaktion. Sie will den Betroffenen zur Ruhe und Erholung ermutigen. Angst verordnet ihm praktisch eine Auszeit, damit er in Ruhe und mit Abstand entscheiden kann, *wie* er mit dem Druck von außen umgehen möchte. Und so ist auch der Rückzug – aus einer bedrohlichen Situation herauszugehen – eine rettende Reaktion.

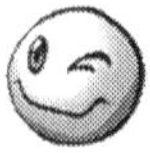

Selbstvertrauen ist nicht angeboren, sondern wird erlernt.

Bei Thorsten und Karl aber war die Ursache der Angst nicht eine wirklich gefährliche Situation, aus der man sich besser zurückzieht, sondern das mangelnde Selbstvertrauen. Die Angst entstand dadurch, dass eine Situation als „gefährlich“ *bewertet wurde*, und zwar von einem autonomen inneren Wertesystem, das in der Kindheit geprägt worden war.

Kennen Sie diesen „inneren Kontrolleur“, der alles kritisiert und jede Ihrer Handlungen genau unter die Lupe nimmt, um sie dann als „nicht ausreichend“ zu verurteilen?

Gerade in Fällen wie den geschilderten ist es sehr sinnvoll, sich die Hilfe eines Therapeuten zu holen. Die Tatsache, dass es die *Bewertung* bestimmter Situationen ist, die zur Angst führt, nutzt die Verhaltenstherapie in der Angstbehandlung. In der Therapie lernen Sie, Ihre angstauslösenden Gedanken zu erkennen; denn diese Form der Angst, unter der Karl und Thorsten litten, entsteht im Kopf und kann auch nur da überwunden werden. Tiefer liegende Ängste lassen sich auch sehr gut mit Hilfe von Hypnose[12] überwinden.

Kann ich zu mir selber stehen, zu dem bedächtigen Lebensrhythmus, den ich benötige, zu den Pausen, die ich mir wünsche, oder lebe ich in permanenter Angst, von anderen nicht anerkannt zu sein?
Platz für Sie – erforschen Sie sich ☺

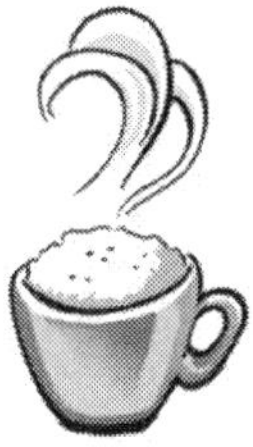

[12] www.dgaehat.de

Selbstbewusstsein

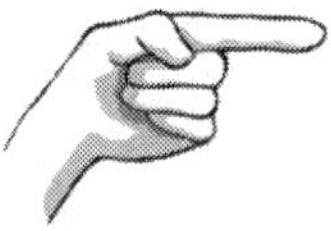

Selbst-Bewusst-Sein entsteht aus der inneren Stille und besitzt heilende Kraft.

Selbstbewusstsein hat viel mit Aufmerksamkeit und mit Achtsamkeit zu tun: sich seiner SELBST BEWUSST SEIN. Selbst-Bewusstsein ist nicht angeboren, sondern wird erlernt.

Selbst-Bewusstsein ist auch kein fester Besitz, sondern manchmal ist es etwas weniger, manchmal ist es etwas mehr. In Situationen, in denen wir innerlich in die Knie gehen und Angst oder Druck erleben, steht es um unser Selbst-Bewusstsein nicht so gut. Wir haben unseren eigenen Lebensrhythmus ein Stück weit verloren. Wir sind aus unserer Mitte, in der wir sicher stehen können, herausgetragen worden. *„Dichter an sich selbst herankommen"* oder *„die eigene Mitte wiederfinden"*, so empfinden viele Menschen den heilenden Weg zurück zu sich selbst.

Auf der *sozialen Ebene* bedeutet dieses „Dichter-an-sich-selberrankommen", dass Sie in der Begegnung mit anderen Menschen wahrnehmen, *was Ihnen selber* guttut. Sie können wahrnehmen und bestimmen, wie weit Sie sich selber einbringen möchten und können klar und leicht Grenzen ziehen. Sie können unterscheiden, ob Bemerkungen, Ansichten oder Aufgaben in Ihren Bereich fallen oder ob Sie lediglich Zuhörer und Beobachter sind.

Auf *der körperlichen Ebene* bedeutet „Dichter-an-sich-selberrankommen", dass Sie spüren:

- wie viele Pausen Sie brauchen
- wie viel Schlaf Sie brauchen
- welche Speisen und Getränke Ihnen wohltun
- wie viel und welche Form von Bewegung Sie brauchen

Sie nehmen die Signale Ihres Körpers genau dort ernst, wo sie sich zeigen, und setzen die Botschaften, die Sie wahrnehmen, direkt um.

Sie verstehen diese Botschaften Ihres Körpers als Kompass zur Heilung. Sie sind sich bewusst, dass dies ein beständiger Dialog ist, und freuen sich über die feine und achtsame Wahrnehmung Ihres Körpers.

Auf *der geistigen Ebene* bedeutet „Dichter-an-sich-selber-rankommen“:

- Ihre Gedanken ruhig zu beobachten
- Vorstellungen und Realität trennen zu können

Es gelingt Ihnen, Vorstellungen („Was wäre, wenn …“) und die Realität („Es IST jetzt …“) zu trennen. Sie nehmen die eigenen Gedanken und die dahinterstehenden Konflikte bewusst wahr und lösen sie da, wo sie entstehen.

Auf *der seelischen Ebene* bedeutet „Dichter-an-sich-selber-rankommen“:

- Anzeichen von Erschöpfung wahrnehmen
- Ihre Gefühle wahrnehmen
- sich Ängsten stellen
- Trauer und Freude Raum geben

Wie befreiend kann es sein, einmal richtig zu weinen oder aus tiefer Freude zu tanzen und zu springen, wie Kinder es tun. Die eigenen Gefühle zu leben und sie auszudrücken, hat eine große heilende Kraft. Bei den ersten Anzeichen von Erschöpfung sich selbst „Stopp!“ zu sagen, um innezuhalten und innere Stille zu erleben, sind Schritte zurück in die Zentriertheit und Kraft. Sich den eigenen Gefühlen und Ängsten unzensiert zu stellen, bedeutet Klarheit, Authentizität und Gelassenheit zu leben.

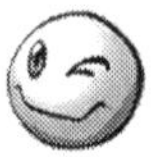

Die eigenen Gefühle zu leben und sie auszudrücken, hat eine große heilende Kraft.

Übung: In sich selbst ruhen

Sollten Sie einen großen Sitzball zu Hause haben, wäre dies genau das perfekte Gerät für diese Wahrnehmungsübung. Wenn Sie so einen Ball nicht besitzen, dann tut es auch ein Hocker ohne Rückenlehne.
Setzen Sie sich so breitbeinig, wie es für Sie bequem und gemütlich ist, auf den Ball oder den Hocker. Achten Sie darauf, dass beide Fußsohlen guten Bodenkontakt haben und Ihr Gewicht nicht auf den Füßen liegt, sondern auf den Sitzhöckern Ihres Beckens. Das heißt, dass Ihr Gewicht voll und ganz auf dem Ball oder dem Hocker aufliegt.
Jetzt schaukeln Sie achtsam und langsam mit kleinen Bewegungen auf dem Ball/Hocker hin und her, bis Sie sich sicher sind, dass Sie richtig gut *in* Ihrem Becken sitzen. Das Bild einer dicken Birne ist passend. Mit ihrem dicken „Unterleib“ sitzt die Birne auf dem Hocker/Ball und verjüngt sich nach oben. Atmen Sie langsam und gleichmäßig und lassen Sie sich immer tiefer in Ihr Becken fallen. Vielleicht hilft es, wenn Sie dabei die Augen schließen, um Ihren Körper besser wahrnehmen zu können:
Wie fühlen Sie sich?
Fühlen Sie sich sicherer? Geborgener?
Kommen Ihre Gedanken zur Ruhe?
Fühlen Sie sich einfach wohl?
So wohl, dass Sie gar nicht wieder aufstehen möchten?
Während Sie immer tiefer in Ihr Becken hineinsinken, spüren Sie, wie sich Ihre Wirbelsäule immer klarer und praktisch „von alleine“ aufrichtet.
Um die Übung zu beenden, stemmen Sie Ihre Füße fest in den Boden, atmen Sie mehrmals tief ein und aus,

dann stehen Sie auf und genießen das Gefühl einer neuen Aufrichtung Ihres Körpers.

Wahrnehmungen wie Wohlfühlen, Sicherheit, Geborgenheit, innere Ruhe oder Gelassenheit werden Sie aus der Übung auf Ihren Alltag übertragen können.

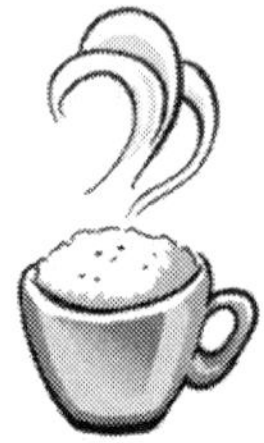

Gehen wir noch einmal zu Thorsten zurück (siehe Kapitel Winter/Angst). Thorsten lernte durch eine Therapie, seine Ängste und den Druck, den er empfand, auszudrücken und sich seinen Kunden gegenüber offener zu äußern: *„Ich kann Ihnen jetzt noch nicht sagen, wie schnell ich diese Arbeit erledigen kann. Ich muss darüber erst in Ruhe nachdenken."* Oder auch: *„Ich bin mir nicht sicher, ob ich das Problem lösen kann."* Früher hatte er nickend geschwiegen, hatte versucht, das Problem mit sich selbst auszumachen und irgendwie den Ansprüchen der Kunden gerecht zu werden. Er hatte befürchtet, wenn er sich „schwach" zeigen würde, wären seine Kunden enttäuscht und er würde Aufträge verlieren. Dadurch, dass er lernte, sich klarer und offener zu zeigen und zu äußern, genauer zu benennen, was er z. B. als Problem empfand, geschah jedoch genau das Gegenteil seiner Befürchtungen. Die Offenheit und Ehrlichkeit, die Thorsten sich selbst gegenüber hatte, übertrug sich auf die Kunden, die es schätzten, mit einem Handwerker zu tun zu haben, der Probleme genau benennen konnte und mit ihnen gemeinsam nach Lösungen suchte. Seine Lebensqualität und damit seine Gesundheit steigerten sich beträchtlich. Er sagte: *„Es ist ein Befreiungsschlag."*

Nur das, was ich bin, kann ich sein

„Dichter-an-sich-selber-rankommen" heißt *besser zu sich selber zu stehen*, was ich mit dem Begriff *Selbst-Bewusst-Sein* bezeichnen möchte und was für mich ein Dreischritt ist:

- *Selbst:* Mich so wahrnehmen, wie ich *bin* – unzensiert – inklusive aller Schwächen und aller Ängste.
- *Bewusst:* Bewusst zu mir zu stehen, genauso wie ich bin. So, wie ich bewusst und bedingungslos zu einem guten Freund oder zu einem Menschen, der mir lieb und teuer ist und dem ich nichts Böses zutraue, stehe – genauso bewusst stehe ich zu mir selber, halte mir immer wieder die Stange und vertraue mir selbst.

- *Sein:* Nur das, was ich bin, kann ich sein oder, wie Frank Sinatra sang, „I did it my way“. Ich fülle meinen Lebensalltag aus, genauso wie ich bin, authentisch und frei.

Auch mir ging es in meiner eigenen Krankheitserfahrung wie Thorsten. Je klarer und authentischer ich mich nach außen zeigte, desto angstfreier und gesünder wurde ich und desto mehr entspannte sich nicht nur mein Bauch, sondern auch die Lage um mich herum.

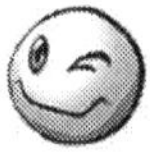

‚Ich brauche Hilfe‘ zu sagen, ist kein Zeichen von Schwäche, sondern ein Zeichen von Stärke.

Der Satz „Ich brauche Hilfe“ drückt aus meiner Erfahrung nicht Schwäche aus, sondern ist Ausdruck eines gesunden und starken Selbstbewusstseins. Dieser Satz, laut gesprochen, beinhaltet eine enorme Wertschätzung und ein großes Bewusstsein:

- Jeder Mensch hat einmalige Begabungen.
- Wir alle sind unterschiedlich, einmalig und nur gemeinsam wirklich stark.
- Meine eigenen Begabungen sind Teil des Ganzen.
- Da, wo meine Möglichkeiten enden, beginnen die Möglichkeiten eines anderen Menschen.
- Wie wunderbar, dass ich ihn fragen kann, ob er mir mit seinen einmaligen Begabungen weiterhelfen kann.

Wer sagen kann, dass er Hilfe benötigt, und sich dafür bedanken kann, besitzt ein hohes Maß an Selbst-Bewusst-Sein.

Selbst-Bewusst-Sein ist eine friedliche, eine freundliche Energie, die jeden Menschen positiv berührt, der mit ihr in Kontakt kommt. Selbst-Bewusst-Sein besitzt heilende

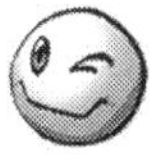

Selbst-Bewusst-Sein ist eine friedliche, eine freundliche Energie.

Kraft. Sie fühlen sich mit anderen Menschen wohl und andere Menschen fühlen sich mit Ihnen wohl. Der Kampf auf der Bühne der Ängste und Vorstellungen hört auf. Gelassenheit und Wohlbefinden treten ein und beides sind große Heiler.

„It's my Life“

Bon Jovi

Dienstag, 17:00 Uhr. Katja steht vor meiner Praxis und strahlt. Wir setzen uns und sie rückt – mittlerweile „instinktiv“ – erst einmal ihren Sessel zurecht und nimmt sich noch ein Kissen und entscheidet sich dann noch für eine kuschelige Decke, es ist Januar. Wir sehen uns an und lachen wie zwei, die sich sehr gut kennen und nichts mehr zu sagen brauchen. Ich habe sie seit 6 Monaten nicht mehr gesehen und war erfreut, dass sie mit mir einen Termin vereinbarte. Natürlich bin ich sehr gespannt zu hören, wie es ihr heute geht und was in diesen Monaten passiert ist. Sie erzählt, dass sie zwischenzeitlich wieder einmal so „am Anschlag“ war, dass sie krankgeschrieben den ganzen Tag zu Hause verbrachte und irgendwann begann, jeden Tag „blind“ ein paar Übungen zu machen, die wir miteinander entwickelt hatten. Ihr wurde klar, dass sie eigentlich nicht krankgeschrieben in ihrer Wohnung sein wollte. Ganz klar war der Impuls zu spüren, dass sie weg wollte, einfach loslaufen. Sie fand den Mut, ihrem Impuls zu folgen, und kaufte sich als Erstes Wanderstiefel. Eins kam zum anderen und am Ende vieler „Zufälle“ wanderte sie drei Wochen lang durch Deutschland. Sie erzählt das alles strahlend, selbstbewusst, gesund und kraftvoll.

Jede Krankheits- und jede Heilungsgeschichte hat ihren einmaligen Verlauf, ihre einmalige Dynamik und sieht für jeden anders aus. In jedem Fall bedeutet Heilung nicht „zurückzukehren“ zu dem Zustand vor der Krankheit, und das ist auch für viele Patienten körperlich gar nicht möglich. Es geht vielmehr um eine neue, freudige Lebensqualität in der realen, momentanen Lebenssituation.

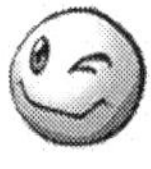

Jede Krankheits- und jede Heilungsgeschichte hat ihren einmaligen Verlauf, ihre einmalige Dynamik und sieht für jeden anders aus.

Für keinen meiner Patienten war dieser Schritt in die „neue, freudige Lebensqualität“ leicht. Katja brauchte Monate in der Beratung, um überhaupt erst einmal ihre Bedürfnisse hören zu können, dann kam ein erneuter Zusammenbruch, es ging ihr wieder schlechter und sie brauchte wieder eine Zeit der Abklärung.

Sie brauchen mit sich selbst Zeit und Geduld. Es geht darum, zu akzeptieren, dass beide Seiten, Krankheit und Gesundheit, immer Teil der eigenen Lebensbewegung sein werden und der Zustand der Gesundheit sich genauso wenig festhalten lässt wie der der Krankheit. Die eigene rhythmische Lebensbewegung zu finden, bedeutet, *jeden Tag* neu zu experimentieren und den Mut zu finden, achtsam auf die innere Stimme zu hören.

Wir freuen uns, dass wir Sie in diesem Buch einmal durch den Zyklus der Jahreszeiten begleiten durften, der für uns vier unterschiedliche Lebensbewegungen und Rhythmen symbolisiert:

- die Aufbruchsstimmung des Frühlings
- die Fülle und den Ausdruck im Sommer
- den Rückzug im Herbst
- die Stille im Winter

Meine Tochter und ich sitzen mit diesem letzten Kapitel – wie so oft in den letzten Monaten – am Küchentisch und lassen das ganze Buch noch einmal Revue passieren. Dieses Buch umfasst eine Vielzahl von Themen, Perspektiven und persönlichen Geschichten. Wir haben versucht, die enge Verzahnung von Lebens- und Ernährungsthemen herauszuarbeiten. Jetzt sprechen wir darüber, was uns als das Wichtigste erscheint, und es zeigt sich, dass die „großen Schritte“, die Durchbrüche und Heilungserfolge aus den kleinen, den vermeintlich so banalen Schritten gewachsen sind. Katja kaufte sich Wanderstiefel, Thorsten sagte seinen Kunden, er bräuchte Bedenkzeit, Ana fand die Perlen, Tillmann beschloss, nicht mehr zu Tante Käthes Geburtstag zu gehen, und Lukas verschaffte sich Überblick über den aktuellen Aufenthaltsort seiner Hemden und Zahnbürsten. Es waren diese vermeintlich so alltäglichen, bedeutungslosen, trivialen, kleinen Schritte im Alltag, die den Weg zu der „großen Entscheidung“ im Leben in sich trugen und ihn sicher wiesen. Kleine Schritte, die die bessere Lebensqualität bereits in sich trugen und sie sofort aufzeigten. Es sind diese persönlichen Entscheidungen über die vielen kleinen Dinge im Alltag, die am Ende darüber entscheiden, ob wir in der Fülle unserer Möglichkeiten geborgen, sicher und vertrauensvoll leben.

August 2014
Auch in der gemeinsamen Arbeit dieser kompletten Überarbeitung des Buches von 2009 und mit 5 Jahren Lebenserfahrung dazwischen, kommen wir zu keinem anderen Schluss: Es sind und bleiben die vermeintlich kleinen, banalen Dinge Tag für Tag, die in der Summe darüber entscheiden, wie wir unser Leben wahrnehmen und wie wir es leben. Das kleine Lachen, weil zu wenig Kartoffeln zum Mittagessen da sind, das Lächeln, weil irgendetwas, was vermeintlich „wichtig“ war, nicht geklappt hat, weil etwas vergessen wurde zu tun, das Innehalten – jetzt – in dem Moment, wo ich mich geistig ermüdet fühle, – jetzt – in dem Moment, wo ich etwas außer Atem gekommen bin, der innere Raum noch einmal genau hinzufühlen „Möchte ich das wirklich?“ … usw. … Es sind mitunter nur Bruchteile von Sekunden, die Tag für Tag gelebt, darüber entscheiden, welche Qualität mein Leben hat. Und jedes Mal habe ich oder haben Sie eine Entscheidung gefällt! Auch wenn Sie denken, keine Entscheidung zu fällen.

Wir wünschen Ihnen von Herzen, dass Sie zu mutigen Entscheidungen gelangen, um IHR LEBEN so zu leben, wie es FÜR SIE die beste Qualität hat.

Es ist IHR LEBEN.

Rezepte

Frühlingsrezepte

Einfachheit, Natürlichkeit, Neuanfang und Bewegung sind die Themen des Frühlings. Unwohlsein, Magenbeschwerden oder Darmkrankheiten ziehen sich meistens über einen längeren Zeitraum. Betroffene fühlen sich über längere Zeiträume unwohl, merken, dass sie Nahrungsmittel nicht vertragen, und können doch oftmals nicht feststellen, was genau sie nicht vertragen. Viele meiner Klienten wurden durch diese Leidenserfahrung mit ihrer Ernährung immer unsicherer und mieden eine Reihe von Nahrungsmitteln; den daraus wahrgenommenen Mangel versuchten sie auszugleichen, indem sie allerlei Zusatzmittel in ihre Ernährung einführten, wie z. B. Magen- und Darmtees, probiotische Joghurts, diätetische Lebensmittel oder sehr teure Nahrungsergänzungen. Nach einiger Zeit herrschte in ihrer Ernährung vor allem eins – Verwirrung gepaart mit Angst, die Patienten, die zu mir kommen, so formulieren: „Ich weiß nicht, was ich überhaupt noch essen kann."

Die Frühlingsrezepte bestehen zuerst aus einfachen Grundrezepten, die genau erklärt werden. Sie sind so ausgewählt, dass sie Mut machen, sich neu ans Essen, Schmecken und Kochen heranzuwagen und sich mit der eigenen Ernährung neu auseinanderzusetzen. Sowohl die Zutaten als auch die Zubereitung und die Zubereitungszeit sind im Frühling vor allem eines: einfach. Von dieser einfachen Basis aus bieten sie dann Möglichkeiten zum individuellen Variieren und Experimentieren.

Meine Empfehlung ist also:

1. Kochen Sie die Grundrezepte nach, um sich mit der Einfachheit und dem Geschmack der Speisen vertraut zu machen.
2. Beginnen Sie im zweiten Schritt, beliebig und selbstständig zu variieren. Führen Sie dabei neue Zutaten am besten einzeln ein, um festzustellen, wie gut Sie das neue Produkt vertragen können.

3. Wenn Sie mit der neuen Einfachheit und Ihrer momentanen Befindlichkeit ganz vertraut sind, können Sie schon beim Einkaufen neue Varianten kreieren und spontan auf das Gemüse- und Fleischangebot reagieren.

Auch hier steht wieder im Zentrum der Gedanke: Sie sind Ihr eigener Experte und diese Rezepte wollen nur als Anregung dienen. Die Rezepte sind für 1–2 Personen kalkuliert. Die chinesischen Rezepte haben keine Mengenangaben. Die Menge der Zutaten hängt davon ab, wie viele Gerichte Sie auftischen möchten.

Im Zentrum der Frühlingsküche stehen Sprossen und Getreide als Pfannkuchenvariationen, auch um einmal *ohne* Brot zu leben.

Sprossen

Sprossen stellen die größte vitalstoffreiche „Einfachheit" dar, die man in seiner eigenen Küche herstellen kann. Am einfachsten ist es, wenn man mit Sprossengläsern arbeitet, die man im Fachhandel bekommen kann. Alle Samen und Saaten sprießen.

Zutaten:
1 Sprossenglas
Weizen
Gerste
Roggen
Rucola
Senfsaat oder
Linsen
eignen sich gut zur eigenen Sprossenzucht.

Für nur wenige Cent hat man nach kurzer Zeit Vitalstoff-Bomben auf dem Fensterbrett stehen. Wenn Sie mit der Sprossenzucht beginnen, beginnen Sie mit wenig:

2 EL Sprossensaat in ein Sprossenglas füllen und nach Anweisung auf der Samenpackung wässern. Nach dem Einweichen sollten die Sprossen alle 12 Stunden einmal mit frischem Wasser gespült werden.

Sie können Ihren Sprossen beim Wachsen zusehen und haben nach 2–5 Tagen 4–6 Esslöffel fertige Sprossen.

Patientenfrage:
Können Zöliakiepatienten Sprossen aus Weizen, Roggen, Hafer essen? Nein. Zöliakiepatienten sollten im Prinzip glutenhaltige Getreide nicht essen.

Zubereitung:
Man kann die Sprossen einfach über jedes fertige Gericht streuen (nicht kochen), egal ob es sich um eine Quarkspeise, eine Suppe, ein Käseomelett oder Gemüse zum Mittagessen handelt. Sprossen schmecken zu allem und 3–4 Esslöffel am Tag decken den gesamten Tagesbedarf an Vitalstoffen.
Sprossen sind leicht zu verdauen. In meiner Praxis hat sich gezeigt, dass auch gerade sehr kranke Patienten Sprossen gut vertragen und ihre Beschwerden sich unter der Gabe von frisch gezogenen Sprossen besserten.

Dinkelpfannkuchen

Zutaten Grundrezept:
2 Eier
125 ml Milch oder Sojamilch
125 ml Wasser (Milch, Sojamilch und Wasser können ersetzt werden durch:
250 ml Reismilch oder Hafermilch)
150 g Dinkelmehl, fein gemahlen
1 Prise Salz
Eier, Milch und Wasser gut miteinander verrühren. Das Mehl langsam dazugeben, sodass der Teig klümpchenfrei ist. Es tut dem Teig gut, wenn er ruhen kann. Während der Teig ruht, haben Sie Zeit, die Füllmasse herzustellen.

Zubereitung – Pfannkuchen braten:
Einen großen Teller in den Backofen schieben und den Backofen auf 80 Grad wärmen. Die Pfanne mit etwas Öl einfetten. Am besten Rapsöl. Seien Sie sparsam mit dem Öl. Bei beschichteten Bratpfannen reicht ½ TL. Eine dünne Teigschicht hineingeben, sodass der Pfannenboden dünn bedeckt ist. Je heißer die Pfanne ist, desto knuspriger wird der Teig.
Wenn Sie den auf der einen Seite ausgebratenen Pfannkuchen gewendet haben, dann wird er sofort gefüllt, zusammengeklappt und auf dem Teller im Backofen warm gehalten.

Dieser Grundteig für Dinkelpfannkuchen wird gut vertragen und ist einfach herzustellen. Er kann einfach mit gedünstetem Obst befüllt werden und ist dann ein leckerer Nachtisch oder auch ein vollwertiges Frühstück.
Aber auch pikant – als Mittags- oder Abendmahlzeit – eignen sich diese einfachen Pfannkuchen hervorragend. Man kann sie einfach mit Fleisch und Gemüse füllen.

Frühlingsfüllungen für Dinkelpfannkuchen

Mit Obst:
Zutaten:
Apfel
1 EL Birnendicksaft
1 EL Rosinen

Zubereitung:
Gegartes Obst ist wesentlich leichter zu verdauen als rohes.
Schälen Sie einen Apfel und schneiden Sie ihn in Stücke, die Sie langsam in der Pfanne garen, nach Geschmack und Verträglichkeit fügen Sie Rosinen und/oder Birnendicksaft hinzu.
Sie können das Rezept mit jedem beliebigen Obst der Saison variieren. Achtung: Honig statt Birnendicksaft wird oftmals nicht so gut vertragen.

Mit Fleisch:

Zutaten:

250 g Hühnerbrust, in feine Streifen schneiden
100 g Gemüse der Saison (z. B. Möhren, Fenchel, Sellerie), in feine Streifen schneiden
1 TL Öl
1 Prise Salz, Paprikapulver, frischer Ingwer (nach Geschmack)

Zubereitung:

Öl im Wok erhitzen. Fein geschnittenen frischen Ingwer dazu, die Hühnerstreifen im Wok kurz anbraten, die Gemüsestreifen dazugeben. Alles unter leichtem Feuer und beständigem, sanftem Schwenken gut durchgaren, mit Salz und Paprika abschmecken. Achtung: Pfeffer kann reizen; wer es verträgt, kann gerne auch noch Pfeffer dazunehmen.

Mit Gemüse:

Zutaten:

350 g Gemüse der Saison
Gemüse, das meistens gut vertragen wird und sich zum Füllen eignet:
Fenchel, Kürbis, Mais, Möhren, Sellerie, Champignons, Zucchini, Süßkartoffeln
Sind Sie unsicher darüber, was Sie gut vertragen, dann beginnen Sie erst einmal mit einem Gemüse und gehen erst später dazu über, Gemüse bunt zu mischen.

Zubereitung:

Das Gemüse sollte frisch sein und nicht tiefgekühlt. Es bietet sich an, das Gemüse in feine Streifen zu schneiden, weil es sich dann sowohl schneller garen als auch einfacher in die Pfannkuchen füllen lässt. Garen wie oben beschrieben.
Experimentieren Sie mit:
Frischem Ingwer, Paprikapulver, Steinsalz, Oregano und/oder Thymian. Mitunter reicht einfach eine Prise Salz und das Gemüse entfaltet seinen vollen Geschmack.

Saucen für gefüllte Dinkelpfannkuchen

Kombinieren und experimentieren Sie:

- Naturjoghurt und verschiedene Kräuter
- Sojasauce pur oder mit Sesamsaat
- Soja*sahne* (bekommt man fast in jedem Supermarkt und wenn sie vertragen wird, kann man sie auch als Basis für Saucen gut verwenden), z. B. leicht erhitzen und mit Oregano, Thymian o. ä. abschmecken.
- Schafskäsedip:
  Sojasahne, Schafskäse, Oregano, evtl. Paprikapulver gemeinsam erhitzen.

Leichtes Garen mit dem Wok

Der Wok ist ein gutes Küchengerät, um Gemüse und auch fein geschnittenes, mageres Fleisch einfach und schnell zuzubereiten. In der einfachen chinesischen Familienküche werden mittags und abends viele kleinere, relativ leichte Gerichte im Wok zubereitet und aufgetischt, die sich nach Belieben kombinieren lassen. Dazu gibt es einen dampfenden Topf mit Reis. Der Reis wird traditionell ohne Salz gegart.
Wir haben Ihnen hier einige solcher einfachen chinesischen Familienrezepte aufgeschrieben. Die chinesische Küche ist salzärmer als die deutsche Küche, viele Gerichte sind sehr leicht verdaulich und sie besticht durch die große Vielfalt ihrer Rezepte. Uns erschien sie ideal für das Frühlingsthema.
Experimentieren Sie selbst mit dieser Technik, erfinden Sie neue „Bausteine“.

Gericht 1

Zutaten:

Mangold

Sojasauce

evtl. Knoblauch (ausprobieren, ob Sie ihn gut vertragen, sonst weglassen)

Öl

Zubereitung:

Mangold putzen und schneiden. Wok mit ein wenig Öl anheizen. Mangold und Knoblauch in den heißen Wok geben, wenden. Ein wenig Wasser hinzugeben und gar dünsten lassen. Einen halben Teelöffel Sojasauce hinzugeben, noch einmal wenden und dann warm stellen.

Gericht 2

Zutaten:

Eier

Tomaten

Sojasauce

Salz, Pfeffer

Evtl. Knoblauch

Zubereitung:

Tomaten klein geschnitten in den heißen Wok geben. Sie können sie vorher enthäuten und können auch die Kerne entfernen, sodass Sie nur das Fruchtfleisch klein geschnitten anbraten. Eier verrühren und zu den Tomaten geben, etwas Salz, Pfeffer oder Sojasauce dazugeben, unter ständigem Wenden gar kochen.

Gericht 3

Zutaten:

Kartoffeln

ein kleines Stück Ingwer

evtl. Knoblauch

Essig

Sojasauce

Zubereitung:
Kartoffeln und das Ingwerstückchen in ganz feine Streifen schneiden. Wok mit etwas Öl vorheizen. Kartoffeln und Ingwer in den Wok geben. Unter ständigem Wenden anbraten, dann ein wenig Wasser hinzugeben und kurz gar dünsten. Unter erneutem Wenden einen Spritzer Essig und Sojasauce hinzugeben.

Genauso lässt sich auch Tofu oder Fleisch im Wok anbraten und mit vielerlei Gemüse kombinieren.

Sommerliche Rezepte

Einmaligkeit, Ausdruck und Klarheit waren Schwerpunktthemen des Sommers. So geht es in den Rezepten auch darum, die sommerliche Fülle zu genießen, ohne Klarheit zu verlieren. Das Essen draußen gehört zum Sommer. Ein Frühstück auf dem Balkon, ein Picknick oder ein Grillabend mit Freunden. Die Sommerrezepte sind gleich für Ihre Freunde mitkalkuliert. Wir hatten das gemütliche Treffen mit mehreren Leuten vor Augen, jeder bringt etwas mit und so könnte – je nach Anzahl der anderen Gerichte – Fleisch in Aspik, Nudelsalat und Co. für bis zu 6 Personen reichen. Jedes Rezept als alleinige Mahlzeit gedacht, reicht für 1–2 Personen.

Man sucht nach Erfrischungen und Abkühlungen. Tofu, Gurken, rohe Tomaten, Gemüse oder Fleisch in Aspik, Obstsalate, alle Blattsalate, Sauerampfer, Kresse, Spargel, Bambussprossen, Bananen, Mango, Melone, Kiwis, Rhabarber, alle Algen sowie Tees aus Eisenkraut, Schafgarbe, Brombeerblättern, Salbei und alle Früchtetees kühlen den Körper auf sanfte Weise. Eisgekühlte Getränke oder gar Eiswürfel kühlen eher mit „Schockwirkung“; denn bereits in Ihrer Mundhöhle herrscht die Körpertemperatur von 36–37 Grad.

Sauerampfersuppe

Zutaten:

150 g Sauerampferblätter
1 EL Butter/alternativ Margarine
1 EL Weizenvollkornmehl – alternativ 1 mehlige Kartoffel fein gerieben
1 l Gemüsebrühe, am besten selbst gekocht
(150 g Sahne/Sojasahne)

Zubereitung:

Sauerampfer waschen und klein schneiden. In einem Kochtopf die Butter zerlassen und den Sauerampfer in der zerlassenen Butter anschwitzen. Mit dem Mehl abstäuben und die Gemüsebrühe langsam unter ständigem Rühren dazugeben, damit das Mehl nicht klumpt, sondern die Suppe sämig bindet. Wer Mehl nicht verträgt, kann alternativ eine mehlige Kartoffel fein reiben, alles mit der Gemüsebrühe aufgießen und die Suppe auf diese Weise binden. Ca. 20 Minuten leicht köcheln lassen und dann pürieren. Der Sauerampfer hat einen so starken eigenen Geschmack, dass keine weiteren Gewürze benötigt werden. Mit Salz, Pfeffer und, wenn man es verträgt, Sahne – alternativ Sojasahne – abschmecken. Eine äußerst erfrischende Sommersuppe, die nicht noch einmal aufgewärmt werden sollte.

Fleisch in Aspik

Man kann die Mengen auch vergrößern und das Fleisch in Aspik in Gläsern aufbewahren.

Zutaten und Vorbereitung:
500 g Rindfleisch (z. B. Tafelspitz), alternativ auch Huhn (Brustfilet)
in Würfel schneiden,
mit einem Sud aus
Wasser, Möhren, Sellerie, Petersilie (Mengen nach Geschmack)
2–4 Lorbeerblättern
2–4 Pfefferkörnern
2 Wacholderbeeren
1 EL Salz
1 Glas Weißwein
bedecken und langsam gar kochen.

Zubereitung:
Alles über Nacht erkalten lassen und dann evtl. vorhandenes Fett abschöpfen. Fleisch, Gemüse und Sud trennen.
Das Fleisch in Gläser (z. B. Marmeladengläser mit einer weiten Öffnung) schichten, sodass sie zu 2/3 gefüllt sind. Wer mag, kann

das Gemüse dazutun, ansonsten kann man daraus einen kalten Gemüsesalat machen.
Den Sud wieder aufkochen.
6 Blatt Gelatine – alternativ Agar-Agar – nach Anweisung auflösen und in den heißen Sud geben.
Alles über das Fleisch in den Gläsern geben. Gläser fest verschließen und alles abkühlen lassen.

Alternativ kann man mit der gleichen Mengenverteilung auch

Gemüse in Aspik

herstellen und hat, wenn man eine etwas größere Menge herstellt, immer ein Glas mit einer erfrischenden Sommermahlzeit im Vorratsschrank stehen.
Sowohl Fleisch als auch Gemüse in Aspik schmecken im Sommer auch sehr gut zu Pellkartoffeln.

Salat aus gekochtem Gemüse

Gekochtes Gemüse ist gerade für Menschen, die empfindlich mit Magen und Darm sind, sehr viel leichter zu verdauen als Rohkost.
Das Gemüse sollte nicht zerkocht sein, sondern bissfest und kalt.
Sehr erfrischend ist ein Salat aus gekochten Zucchini:

Zutaten:
1–2 Zucchini, in Scheiben schneiden
1 Zitrone, auspressen
1 Knoblauchzehe
1 TL Salz

Zubereitung:
Alles mit Wasser bedecken und ca. 10 Minuten sanft kochen. Zucchini müssen bissfest bleiben. Zucchini in dem Sud erkalten lassen.

Dann herausnehmen und mit einer spritzigen Sauce einen Salat zubereiten:
z. B.
1/3 Tasse Olivenöl
2 TL Balsamicoessig
1 Messerspitze Senf
Pfeffer und Salz
Alles cremig verrühren.
Der Sud kann kalt getrunken werden.

Maiskolben, Paprika, Zucchini gegrillt

Diese Gemüse eignen sich hervorragend zum Grillen.

Zutaten:
Man benötigt dazu eine Metallform, die man auf den Grillrost stellt.
Maiskolben
Paprika
Zucchini
Aubergine
Süßkartoffel
große Champignons

Zubereitung:
Maiskolben werden ungekocht auf die Form gelegt und benötigen ca. 30–40 Minuten, in denen sie immer wieder gewendet werden müssen.
Champignons und Süßkartoffeln (Achtung: ganze Süßkartoffel haben 40–60 Minuten! Garzeit) werden entweder in Scheiben oder ganz gegrillt, Paprika und Zucchini werden längs in Scheiben geschnitten. Genießen Sie das pur gegrillte Gemüse und den unveränderten Geschmack – wenn Sie es vertragen und mögen, probieren Sie im Vergleich, das Gemüse mit etwas Öl und Kräutern zu bestreichen.

Nudelsalat ohne Mayonnaise

Zutaten:
50 g Möhrenwürfel, kurz in Salzwasser gekocht
50 g Maiskörner, aus der Dose
50 g Zucchiniwürfel, kurz gekocht
50 g Würfel aus geräuchertem Tofu, kurz in etwas Öl angebraten
100–200 g Reis-Makkaroni (je nachdem, wie „nudelig" der Salat werden soll), gekocht und unter kaltem Wasser abgekühlt
2–3 Gewürzgurken in Würfeln – wenn es vertragen wird!
Marinade:
1 EL Walnussöl
1 Messerspitze Senf
1 EL Shoyusauce
1 TL Balsamicoessig

Zubereitung:
Alle Zutaten miteinander vermischen. Der Salat durchmischt sich besser und schmeckt dementsprechend runder, wenn alle Zutaten in etwa die gleiche Größe haben. Der Salat kann am Morgen vorbereitet werden, dann kaltgestellt werden und mittags oder abends gegessen werden.

Rote Grütze

Und in den Sommer gehört natürlich auch der Klassiker.
Aus allen Beeren, die man mag und verträgt, eine schöne rote Grütze kochen, die man sowohl warm als auch kalt, aber nicht kühlschrankkalt, genießen kann.

Zutaten:
Gut vertragen werden:
Blaubeeren
Brombeeren
Himbeeren

Weniger gut vertragen werden:

Johannisbeeren
Erdbeeren
Kirschen

Um Klarheit zu gewinnen, was man selbst am besten verträgt, kann man die rote Grütze erst einmal aus *einer* Beerenart herstellen.

500 g Früchte
60 g Speisestärke (Maismehl, Kartoffelmehl)
evtl. zusätzlich Wasser
evtl. zusätzlich Saft ½ Zitrone

Zubereitung:

Reife Früchte langsam unter ständigem Rühren erhitzen. Reife Früchte haben zum einen genug Süße (keinen Zucker hinzufügen) und geben zum anderen beim Erhitzen genug Flüssigkeit. Die Speisestärke wird mit etwas Wasser angerührt und unter die kochende Masse gerührt. Bei sehr süßen Früchten kann man den Saft einer halben oder einer ganzen Zitrone dazugeben, um den Geschmack zu beleben.

Herbstliche Genüsse und eine kleine Kräuterkunde

Entspannen, Nähren, Rückzug und Entschleunigung – die eigenen Bedürfnisse erfahren – sind die Themen des Herbstes. Der Backofen und frische Kräuter sind genau die richtigen Hilfsmittel, um diese Gedanken in der Küche umzusetzen. Kräuter, die sich jetzt noch ernten lassen. Kräuter, die den Stoffwechsel, der sich verlangsamen möchte, sanft stützen. Und es geht um lange Garzeiten. Lange Garzeiten haben sowohl in der asiatischen Küche als auch in der französischen Küche eine lange Tradition. Es geht um das Garen auf dem faulen Feuer, das Garen in Tontöpfen, die versiegelt wurden, das Garen über Wochen hinweg, was für uns eigentlich gar nicht mehr vorstellbar ist. In China, Korea und Indien gibt es wundervolle Gerichte, die sehr lange Garzeiten haben und sehr kräftigend und nährend wirken.
Gerade für Menschen, die seit langer Zeit krank sind und/oder sich selbst durch viele unterschiedliche Diäten und Ernährungsformen zum Versuchskaninchen gemacht haben, bringt diese herbstliche Küche Ruhe und Wärme in den Körper. Für das Frühstück setzen Sie den Römertopf bereits am Abend vorher in den Backofen. Für das Mittagessen setzen Sie ihn noch vor dem Frühstück in den Backofen. Erlauben Sie Garzeiten von mindestens 4 Stunden (wesentlich länger ist überhaupt kein Problem und zu favorisieren) und das bei ganz geringen Temperaturen, die zwischen 80 und 120 Grad liegen, je nach Backofen. Am besten ist der Römertopf in einem Elektroherd mit Ober- und Unterhitze aufgehoben. Ein Römertopf, der auch nur den kleinsten Riss hat, ist für diese Rezepte leider nicht mehr zu verwenden. Er gibt zu viel Flüssigkeit ab und das Essen brennt bei diesen langen Garzeiten an.
Erleben Sie den Genuss, dass das Essen praktisch und wundervoll nährend auf dem Tisch steht, wenn Sie nach Hause kommen. Wir haben die Herbstrezepte für 4 Personen berechnet.

Garen auf dem faulen Feuer

1. Um frische Lebensmittel schonend zuzubereiten,
2. für alle, die schnell mit einem gereizten Magen oder Darm reagieren,
3. für alle, die schon lange nichts mehr gegessen haben, was so richtig lecker war,
4. für diejenigen, die ungerne in der Küche stehen, und
5. für alle die, die eine leckere Mahlzeit fertig vorfinden möchten, wenn sie müde nach Hause kommen und leider keinen Koch bezahlen können.

Fühlen Sie sich von einem dieser fünf Punkte angesprochen, dann ist der Römertopf für Sie wahrscheinlich eine Anschaffung für das Leben.

Kleine Kräuterkunde:

Traditionell bieten sich Petersilie, Liebstöckel, Majoran, Rosmarin, Thymian, Lorbeerblätter an.
Aber es lohnt sich, auch mit Kräutern zu experimentieren, die Ihnen vielleicht nicht so bekannt sind:
Minze, Salbei, Kerbel – wirken frisch und auch erfrischend
Zitronenmelisse, Majoran, Kümmel und Fenchel – beruhigen Magen, Darm und auch das Nervenkostüm
Basilikum, Estragon, Ingwer, Koriander (die Blätter) – wärmen angenehm
Beifuß, Knoblauch und Ysop – wirken antibakteriell und heilend

Huhn im Römertopf

Zutaten:
1 frisches Hähnchen (keine Tiefkühlware, für eine Einzelportion reicht 1 frischer Hühnerschenkel)
2 Möhren

½ Sellerieknolle
2–6 geschälte Kartoffeln (nach Bedarf)
Wählen Sie aus folgenden Kräutern:
Salbei
Thymian
Estragon
Basilikum

Es ist nicht nur unnötig, sondern auch für Magen- und Darm-Patienten nicht ratsam, zu viel zu würzen. Ich habe einen großen Kräutergarten und lege gerne einfach ein Sträußchen frischer Kräuter mit in den Römertopf hinein. Diese Kräuter hinterlassen ihre Geschmacksspur, werden aber vor dem Servieren herausgenommen. Das Garen im Römertopf selbst erzeugt in der Einfachheit eine hohe Geschmacksintensität, sodass es häufig noch nicht einmal nötig ist zu salzen. Probieren Sie es erst einmal ohne Salz.

Zubereitung:
Waschen Sie das Hähnchen und trocknen Sie es ab. Wenn Sie kein Kräutersträußchen zur Hand haben, dann reiben Sie das Hähnchen von innen und außen mit getrockneten Kräutern ein. Bereiten Sie das Gemüse vor und schneiden Sie Möhren, Sellerie und Kartoffeln in große Stücke.
Legen Sie zuerst das Gemüse in den gut gewässerten Römertopf und das Hähnchen dann auf das Gemüsebett.
Römertopf in den kalten Backofen und auf 160 Grad anheizen. Das kommt dem Garen auf dem „faulen Feuer“ sehr nahe und das Huhn kann 2–4 Stunden in dem Römertopf bleiben. Wenn Sie nach der ersten halben Stunde die Temperatur noch weiter absenken, verlängert sich die Garzeit dementsprechend. Das Gericht wird dabei immer gehaltvoller im Geschmack und zu einer sehr leicht verdaulichen Mahlzeit. Weder das Gemüse noch das Huhn „zerkochen“ in diesem Prozess.
Vor dem Servieren können Sie alles noch mit frischen Sprossen bestreuen und haben maximal 15 Minuten in der Küche gestanden.

Gulasch im Römertopf

Zutaten:
750 g Rindfleisch (mager)
2 Paprika
1 Zucchini
3 Kartoffeln (festkochend)
1 Zwiebel (wenn es vertragen wird!)
1 EL Butter/Öl
1 kleines Glas Tomatenmark
½ l Brühe (Gemüse- oder Fleischbrühe)
Salz, Pfeffer
1 Stängel Thymian, klein rebbeln
1 Bund Basilikum, klein schneiden

Zubereitung:
Rindfleisch, Zwiebel, Paprika, Zucchini, Kartoffeln in Würfel schneiden. Butter (oder alternativ Öl) in einer Pfanne richtig heiß werden lassen. Rindfleisch schnell von allen Seiten anbraten, dann die Zwiebel dazugeben und weiter unter ständigem Wenden alles anbraten. Dann erst das Gemüse dazugeben. Alles mit der Brühe ablöschen. Das Tomatenmark und die Gewürze darunterrühren und alles in den gut gewässerten Römertopf geben.
Römertopf in den kalten Ofen stellen und bis maximal 120 Grad bis zu 6 Stunden garen lassen. Wenn Sie die Hitze erhöhen, verringert sich die Garzeit. Bei 180 Grad ist das Gulasch in 40 Minuten fertig.
Auch hier bieten sich Kräutervariationen an. So fand ich Liebstöckel, Salbei, Majoran, Ysop oder Koriander als Geschmacksalternativen apart.

Pastinakencremesuppe mit Kräutern

Zutaten:
250 g Pastinaken
250 g mehlig kochende Kartoffeln
½ l Gemüsebrühe
Kräuter Ihrer Wahl

Zubereitung:
Pastinaken und Kartoffeln in kleine Würfel schneiden.
Wenn Sie es vertragen und gerne etwas kräftiger im Geschmack haben, dann schmoren Sie das Gemüse mit den folgenden Zutaten unter ständigem Schwenken oder Rühren an:
1 EL Butter
etwas frisch geriebene Muskatnuss
Salz und Pfeffer nach Geschmack.
Geben Sie die Gemüsebrühe entweder über das Gemüse, so wie es ist, oder über das angeschmorte Gemüse. Lassen Sie alles sanft kochen, bis das Gemüse gut gar ist. Dann alles mit einem Pürierstab zerkleinern, sodass eine cremige Suppe entsteht.
Überstreuen Sie die Suppe mit den frisch gehackten Kräutern.
Meine Lieblingskräuterkombination für diese Suppe ist Zitronenmelisse, Liebstöckel und ein Hauch Ingwer.

Kürbisauflauf

Zutaten:
500–700 g Kürbisfleisch
150 g Hartkäse (Parmesan, alter Gouda, Appenzeller, Comte)
150 g Sahne – wer Milch nicht verträgt: Sojasahne – oder durch Gemüsebrühe ersetzen
2 Eier
1 Msp. Muskat
½ TL frischer Ingwer
Thymian, Salz nach Geschmack

Zubereitung:
Das Mühsame ist der Kürbis selbst. Man muss ihn von der Schale und den Kernen befreien, was eine anstrengende Arbeit sein kann. Hat man das Kürbisfleisch erst einmal gewonnen, dann schneidet man es in kleine Würfel. Je nachdem, wie fein es geschnitten wurde, vermischt es sich weniger und stärker mit der Sauce.
Geschnittenes Kürbisfleisch in eine Auflaufform geben.
Sahne und Eier gut miteinander vermischen. Muskat, Salz und die fein gehackten Kräuter/Ingwer daruntergeben und alles über den Kürbis gießen. Mit dem geriebenen Käse bestreuen und bei 180 Grad im Backofen über 40 Minuten garen.
Diesen Auflauf kann man einfach so genießen oder einmal Dinkelgrütze, Buchweizengrütze, Grünkerngrütze dazu probieren.

Grütze

Grütze ist eigentlich die Bezeichnung für das volle Korn eines jeglichen Getreides, das 4–5x geschnitten wurde. Sie bekommen diese Form des Getreides in jedem Bioladen oder Reformhaus. Einfach nach Anweisung kochen.

Süßreis mit Kastanien

Optimal wäre es natürlich, frische Kastanien im Ofen zu backen, mit der Hand zu schälen und dann zum Kochen zu verwenden. Fertig gekochte Kastanien bekommt man in Bioläden vakuumiert.

Zutaten:
1 Tasse Süßreis
1 Tasse Esskastanien, in kleine Würfel geschnitten
2–4 Tassen Wasser, je nach gewünschter Konsistenz
    alternativ auch gerne:
    Hafermilch
    Sojamilch

Saft ½ Zitrone
1 Msp. Muskatnuss
1 Msp. Zimt

Zubereitung:
Alles zusammen in den gut gewässerten Römertopf geben. Den Römertopf in den kalten Ofen und dann auf 160 Grad stellen. Ist die Ofentemperatur erreicht, kann der Ofen auf 100 Grad heruntergestellt werden. Nach 1 ½ Stunden hat man einen süßen Nachtisch, kann den Nachtisch aber auch gerne mehrere Stunden bei 60–80 Grad im Ofen lassen.

Winterküche – Suppenküche

Wärme, Stille, Zentrierung sind die zentralen Winterthemen gewesen. Und auch die Winterküche ist eine Küche der Wärme und der Zentrierung. Kraftsuppen und Brühen stehen im Mittelpunkt: alles in einem Topf und gut gekocht. Zum einen ist der Verdauungstrakt im Winter oftmals recht lahm. Wir bewegen uns weniger, wir schlafen mehr. Fehlernährung ist durch Weihnachten vorprogrammiert und es ist ja auch genussvoll, einmal richtig in Keksen, Kuchen, Gänsebraten und anderem mehr zu schwelgen. Nur leider lebt der Stoffwechsel nicht mit dem gleichen Weihnachtsverständnis, sondern sieht eher die Schwerstarbeit, die er mit dieser Art von Ernährung, aber auch mit der Jahreszeit und ihren vielen Krankheitserregern, der Kälte und der Dunkelheit zu leisten hat. So tut es ihm gut, wenn er spürt, dass man für ihn sorgt. Kraftbrühen und Eintöpfe stärken und entlasten. Eintöpfe haben normale Garzeiten. Die Kraftbrühen wirken umso stärkender, je länger die Garzeiten sind.

„Ja, aber was ist denn mit den Vitaminen, die doch lange Kochzeiten so gar nicht gut vertragen?", werde ich immer wieder gefragt. Wie gut der Körper versorgt wird, hängt nicht unbedingt davon ab, wie viel Rohkost er bekommt, sondern vielmehr davon, wie gut er das Nahrungsangebot verdauen kann. Kalte Rohkost in der Winterzeit kann sehr schwer verdaulich sein und dann haben Sie die vielen guten Vitamine gegessen, nur Ihr Darm entscheidet, das alles relativ unverdaut wieder auszuscheiden. Mit einer Kraftbrühe sind Sie dann möglicherweise besser versorgt, weil wirklich alles verdaut werden kann – wenn Sie mögen, nehmen Sie noch ein paar frisch gekeimte Sprossen dazu oder essen auf den wohlig gewärmten Bauch einen gut gelagerten Apfel als Nachtisch.

Alle Kraftbrühen können selbstverständlich auch in einen Römertopf gegeben werden und im Backofen gegart werden. Ich persönlich ziehe hier einen Kochtopf mit einem fest schließenden Deckel vor, der bei mir im Winter abends auf den Herd geht und dann die ganze Nacht leise vor sich hin köchelt, auf niedrigster Stufe, auf der kleinsten Herdplatte. Dann wird morgens die Brühe abgeseiht und wieder warm gestellt.

Grundrezept Kraftbrühen

Zutaten:

1 kg Fleisch
  alternativ:
  1 kg Gemüse – (nur Wurzeln!)
4 l Wasser
2 EL Öl
1 Bund Petersilie
1 Bund Schnittlauch
1 EL Salz

Zubereitung:

Öl im Kochtopf erhitzen und das Fleisch (oder das Gemüse) kräftig und schnell anbraten. Fleisch und Gemüse werden *nicht* gemischt. Mit Wasser ablöschen. Hochkochen lassen, bis das Eiweiß ausschäumt, und den Schaum entfernen. Dann alle Gewürze dazugeben, Deckel fest drauf und auf niedrigste Hitze stellen. Kochzeit nicht unter 4 Stunden, je länger, desto besser! Nach 6–10 Stunden können Sie die Brühe durchsieben, alle Zutaten verwerfen und die reine Brühe auf niedrigster Hitze auf kleinster Flamme einfach weiter warmhalten. So steht immer eine heiße Kraftbrühe bereit. In meinem Haushalt ist sie meistens am Abend aufgegessen, so zwischendurch. Jeder, der vorbeikommt, hat sich mal ein Schälchen voll genommen.

Grundrezept Congee

Reissuppe/Reisbrei
Ich habe diese Reissuppe/diesen Reisbrei als großen Heiler erfahren, sowohl für mich selbst als auch für viele Klienten und Freunde. Es ist ganz einfach:

Zutaten:
1 Teil Reis und
4–10 Teile Wasser
Die Menge des Wassers bestimmt die Dicke der Suppe oder des Breis. Und ob man es als Suppe oder als Brei essen will, ist Geschmackssache.

Zubereitung:
Der Reis wird im kalten Wasser angesetzt und kurz sprudelnd aufgekocht, dann Deckel drauf und auf die niedrigste Stufe stellen und ganz langsam vor sich hin köcheln lassen.
Ich persönlich mache Congee im Römertopf im Backofen. Ich setze alles abends auf und habe morgens ein perfektes heißes Frühstück. Da brennt nichts an (was im Kochtopf passieren kann) und je länger ein Congee kochen kann, desto stärkender wirkt es auf die Lebensenergie und die Lebensgeister.
Dieser Reisbrei kann pur genossen werden, z. B. bei Krankheit, oder als Grundlage für salzige oder süße Gerichte dienen.
Die Zutaten für die Gerichte sind für jeweils 1 Person berechnet.

Salzige Variante – Congee

Zutaten:
100 g Hühnerbrust, in feine Streifen schneiden
100 g Champignons, in feine Scheiben schneiden
1 TL fein gehackter Ingwer
1 EL Sojasauce (Tamari)
1 EL Öl

Zubereitung:
Öl im Wok erhitzen. Den Ingwer und das Hühnerfleisch dazugeben, alles beständig schwenken, damit nichts braun wird. Ist das Hühnerfleisch gut gegart, dann die Champignons und die Sojasauce dazugeben und alles kurz anschwenken, sodass die Pilze noch bissfest bleiben, und über das Congee geben.

Süße Variante – Congee

Zutaten:
1 Apfel (in kleine Stückchen schneiden)
2 EL Rosinen
2 EL Mandelstifte
(alternativ jedes beliebige Obst der Saison oder auch beliebige Nüsse, die gut vertragen werden)
1 EL Butter/Margarine/Öl
evtl. 1 EL Agavendicksaft/Ahornsirup

Zubereitung:
Butter in den Wok geben (bei Obst ziehe ich Butter vor, es schmeckt besser), wenn sie aufschäumt, die Trockenfrüchte und die Nüsse dazugeben und alles gut anschwitzen. Dann die Apfelstückchen dazugeben und unter Schwenken garen. Die gegarte Masse über das Congee geben.
Evtl. noch mit Agavendicksaft oder Ahornsirup süßen.

Kleine Wurzelkunde

Gerne rate ich im Winter zu Wurzeln.
Einheimische Wurzeln sind z. B. Möhren, Pastinaken, Petersilienwurzel, Knollensellerie, Schwarzwurzeln, Topinambur (= Erdbirne, die vor der Ankunft der Kartoffeln ein wichtiges Grundnahrungsmittel war).
Ich habe in meiner Praxis festgestellt, dass Wurzelgemüse oftmals sehr viel besser vertragen wird als anderes Gemüse. Wurzelgemüse können gut gelagert werden und das auf natürliche Art und ohne Kühlhaus. Wurzeln wirken leicht erwärmend und zentrierend auf den Körper. Einige meiner Patienten meinten, sie würden sich nach Mahlzeiten mit Wurzelgemüse „geerdet" fühlen, so als ob ihnen selber Wurzeln wachsen würden.

Exoten sind: Ingwer, Ginseng, Süßholz.
Alle drei Wurzeln sind in Bioläden erhältlich. Ingwer wird gerne als Gewürz benutzt. Er wärmt stark. Ingwer im Dauereinsatz und „gut gegen alles" ist jedoch gefährlich, denn zu viel Hitze kann Magen und Darm schädigen und viele meiner männlichen Patienten vertragen Ingwer nicht so gut.
Auch Ginseng wirkt stärkend und ist gut bei Krankheit und einer beginnenden Erkältung einzusetzen, aber Vorsicht mit täglichem Ginsengtee. Frischer Ginseng ist zudem sehr teuer.
Süßholzwurzel (Lakritze) hilft sehr gut bei Magenschmerzen und Magenschleimhautentzündungen. In Bioläden gibt es reine Lakritze zu kaufen. In der Apotheke kann man die Süßholzwurzel kaufen und als Gewürz z. B. in einer Brühe mitkochen lassen oder als Tee aufgießen. In Maßen eingesetzt kann Süßholzwurzel einen aufgeregten, nervösen Magen wunderbar beruhigen.

Ich empfehle, Wurzeln in Bioläden zu kaufen; denn gerade Wurzeln nehmen „Chemie" besonders gut auf und speichern sie.
Wer sich schlapp, müde, kraftlos fühlt im Winter, sollte sich verstärkt von gut gegartem Wurzelgemüse ernähren.

Wurzelgemüseeintopf

Zutaten:

1 kg Wurzelgemüse
ca. 1–2 l Wasser
1–2 Wacholderbeeren
1–2 Nelken
2 EL Liebstöckel (wenn möglich frisch)
1 Msp. Zimt
1 Msp. Muskatnuss
1 Bund Petersilie
Salz nach Geschmack

Es empfiehlt sich, wieder Klarheit zu schaffen: Nehmen Sie Wurzelgemüse, das Sie in seiner Wirkung nicht sicher kennen, erst einmal pur, bevor Sie damit eine Suppe kochen. Kochen Sie sich z. B. Sellerie oder Petersilienwurzeln zu einem Brei mit etwas Salz und probieren Sie, wie Sie es vertragen.

Mischen Sie nur Wurzeln, bei denen Sie sicher sind, dass Sie sie gut vertragen. Alle Wurzeln können gemischt werden.

Zubereitung:

Alle Wurzeln in gleichmäßig große Stücke schneiden. Das können kleine Würfel sein, das können auch Scheiben oder Stifte sein. Kaltes Wasser darübergeben und langsam aufkochen lassen. Die Gewürze dazugeben.

Die Suppe wird leichter verdaulich, wenn sie lange und langsam gekocht wird. D. h., nachdem sie sprudelnd gekocht hat, alle Gewürze im Topf sind, Deckel schließen und auf niedrigste Stufe stellen. Dann 40 Minuten langsam gar ziehen lassen.

Fleischeintopf

Zutaten:
500 g Wild
500 g Wurzelgemüse
1 l Wasser
½ Glas Rotwein
1–2 Lorbeerblätter
1–2 Wacholderbeeren
3–6 Pfefferkörner
1 Msp. Muskat
½ TL Senfsaat
Salz nach Geschmack
1 EL Öl

Zubereitung:
Wild und Gemüse in gleich große Stücke schneiden. Öl im Kochtopf erhitzen und das Fleisch von allen Seiten scharf anbraten. Das Gemüse dazugeben und kurz mit anbraten, dann mit dem Rotwein ablöschen und mit dem Wasser auffüllen. Alles langsam aufkochen lassen und den Eiweißschaum, der sich absetzt, abschöpfen. Dann erst die Gewürze dazugeben. Deckel schließen und auf niedrigste Stufe stellen. 1–2 Stunden gar ziehen lassen.

Apfel-Auflauf

Zutaten:
4 normal große, reife Äpfel
2 Eier
1 EL Rosinen
2 EL gemahlene Mandeln
½ TL Zimt
1 Msp. Kardamom

Zum Servieren:
Agavendicksaft/Ahornsirup
Preiselbeerkompott

Zubereitung:
Äpfel schälen und auf einer groben Reibe in eine Schüssel raspeln. Eine ofenfeste Form einfetten.
Die Eier trennen. Das Eigelb schaumig schlagen, die Gewürze dazugeben und alles mit den Rosinen und den gemahlenen Mandeln unter die geraspelten Äpfel mischen. Alles in die ofenfeste Form geben.
Das Eiweiß zu steifem Schnee schlagen und vorsichtig unter die Apfelmasse heben. Bei 180 Grad 30–50 Minuten backen – je nach Ofen. Sollten Sie säuerliche Äpfel (z. B. Boskop) gewählt haben, dann kann dazu Agavendicksaft oder Ahornsirup gegeben werden. Sollten Sie süße Äpfel gewählt haben, schmeckt Preiselbeerkompott sehr gut dazu.

Anhang

Glossar

Adipositas

Eine Adipositas, das heißt „krankhaftes Übergewicht“, liegt nach WHO-Definition ab einem Body-Mass-Index von 30 [kg/m²] vor. Als wichtig gelten aus ärztlicher Sicht das Taille-Hüft-Verhältnis und der Bauchumfang. Das Abnehmen bei starkem Übergewicht sollte von einem Ernährungsberater oder Arzt begleitet werden.

Adrenalin(-hormone)

Adrenalin wird im Nebennierenmark gebildet und in Stresssituationen ins Blut ausgeschüttet. Es bewirkt eine Steigerung der Herzfrequenz, des Blutdrucks, eine schnelle Bereitstellung von Energie durch Abbau der Fettreserven sowie die Bereitstellung von Glucose. Vermehrtes Adrenalin führt zu einer Erschlaffung der Muskulatur des Magen-Darm-Traktes und zu Kontraktionen der Muskulatur des Schließmuskels und der Harnblase.

Allergie

Als Begriff wurde „Allergie“ 1906 von einem Kinderarzt geprägt, der die Allergie als Gegenpol der Energie sah: En-ergie = die körpereigene, innere Kraft. All-ergie = der Ausdruck gegenüber körperfremden Stoffen.
In den letzten Jahrzehnten haben Allergien wie auch Autoimmunerkrankungen in den Industrieländern signifikant zugenommen. Eine zufriedenstellende Erklärung dafür gibt es aus wissenschaftlicher Sicht nicht; eine Reihe von möglichen Faktoren sind in der Diskussion. Eine Allergie kann jedem fremden Stoff gegenüber und an beinahe jedem Körperteil oder Organ auftreten. Die Behandlung von Allergien gehört in die Hand eines erfahrenen und darauf spezialisierten Arztes. Bei Allergien, die die Haut und den Magen-Darm-Trakt betreffen, haben sich Psychotherapien zusätzlich als hilfreich erwiesen.

Angst
In der Psychotherapie unterscheidet man zwischen *Angst*, die nicht auf ein bestimmtes Objekt bezogen ist, und *Furcht*, die auf ein bestimmtes Objekt (z. B. Spinnen) bezogen ist. Auslöser für Angst können nicht nur verschiedenste Bedrohungen sein, sondern auch die Vorstellung, dass das eigene Selbstverständnis, das Selbstbild oder die Selbstachtung bedroht sein könnte. Angst kann bewusst oder auch unbewusst sein.
Angst, die lange andauert, schadet dem gesamten Organismus. Ein solcher Zustand wird als Angststörung bezeichnet, und die Betroffenen benötigen therapeutische Hilfe.

Anorexia nervosa (Magersucht), Anorexie (Appetitlosigkeit)
Anorexie oder *Appetitlosigkeit* geht mit fast jeder Infektionskrankheit einher. Der Körper stellt das Hungergefühl ein. Bei einer Grippe beispielsweise kommt es während des Heilungsprozesses automatisch wieder, und der Mangel, der während der Krankheit entstanden ist, wird schnell wieder ausgeglichen. Anorexie kann auch eine Begleiterscheinung von Tumorerkrankungen sein.
Anorexia nervosa oder *Magersucht* ist eine psychisch bedingte „Appetitlosigkeit", die mit beabsichtigtem, starkem Untergewicht einhergeht. Das Krankheitsbild wurde 1873 erstmals beschrieben. Man schätzt, dass 0,7 % aller weiblichen Teenager betroffen sind. Bei Jungen kommt die Anorexia nervosa sehr viel seltener vor. 15 % der Erkrankten sterben. Anorexia nervosa ist ein Teufelskreis. Zum einen wird das Essen abgelehnt, zum anderen ist das Thema Essen die Hauptbeschäftigung der Erkrankten. Ebenso wird der eigene Körper abgelehnt und steht doch im Zentrum des Denkens und Handelns.
Empfohlen wird die stationäre Unterbringung in einer spezialisierten Klinik, in der zum einen das Essverhalten stabilisiert wird und zum anderen die Patientin psychotherapeutisch begleitet wird. Anorexia nervosa hat in der Regel mit dem System der Herkunftsfamilie zu tun. Daher ist eine Familientherapie ratsam.

Basenkur
Lebens- und Ernährungsgewohnheiten, wie sie in den Industrieländern üblich sind, können zu einer Übersäuerung des Körpers führen. Der Grad der Übersäuerung des Stoffwechsels ist mit Hilfe von Laborwerten nachweisbar. Jeder Stoffwechsel hat seine eigene Übersäuerungsgeschichte und benötigt eine *individuelle* Entsäuerung. Auf diesem Markt haben sich zahlreiche Nahrungsergänzungsmittel und Substitute breit gemacht, die vorgeben, Abhilfe zu schaffen. Man sollte damit jedoch vorsichtig sein. Zu empfehlen ist eine ärztlich betreute Basenkur in einer Kurklinik, die auf jegliche Nahrungsergänzungsmittel verzichtet und stattdessen zu einem anderen Umgang mit Alltag und Ernährung anregt.

Bauchschmerzen, unklare
Unklare Bauchschmerzen, die über einen längeren Zeitraum anhalten und/oder immer wiederkehren, sollten von einem Gastroenterologen genau untersucht werden. Eine hausärztliche Praxis verfügt oft nicht über die Erfahrung und die Untersuchungsmethoden, um dem Problem auf die Schliche zu kommen.

Bauchspeicheldrüse (Pankreas)
Die Bauchspeicheldrüse produziert Verdauungsenzyme, die sie direkt in den Zwölffingerdarm abgibt und die dort helfen, Proteine, Fette und Kohlenhydrate so aufzuschließen, dass sie vom Darm resorbiert werden können. Darüber hinaus bildet die Bauchspeicheldrüse Hormone, die für die Regulierung des Blutzuckerspiegels zuständig sind. Die bekannteste Störung der Bauchspeicheldrüse ist die Zuckerkrankheit (siehe „Diabetes“).

Blähungen (Flatulenz)
Blähungen entstehen durch Gase, die sich bei der Verdauung bilden. Festsitzende Darmgase können zu starken Schmerzen führen. Ein großer Teil der Darmgase diffundiert in den Blutkreislauf und wird über die Lungen ausgeschieden. Hülsenfrüchte, Zwiebeln, Lauch und alle Arten von Kohl können vom Dünndarm nur schlecht aufgeschlossen werden und bilden auch im gesunden

Darm Gase. Zu Gasbildung kann es ebenso bei Nahrungsmittelunverträglichkeiten kommen. So geht z. B. die Unverträglichkeit von Milch (Lactoseintoleranz, siehe unter „Milch“) immer mit starker Gasbildung einher.
Hilfreich ist Folgendes:
1. Abklären, ob es Nahrungsmittel gibt, die nicht vertragen werden.
2. Oben genannte Nahrungsmittel meiden.
3. Sich bewegen und möglichst viel trinken – vorzugsweise heißes Wasser.
4. Wärmflasche und Bauchmassagen oder Rollkur (dabei liegt man jeweils 5 Minuten auf dem Bauch, dann auf der rechten Seite, auf dem Rücken und auf der linken Seite).

Bulimia nervosa (Ess-Brech-Sucht), Bulimie (Heißhunger)
Bulimie oder *Heißhunger* kann z. B. als Folge einer Unterzuckerung eintreten oder nach einer Erkrankung. Der Heißhunger ist dann einfach die Folge eines Mangelzustandes, der auf diese Art wieder behoben wird.
Bulimia nervosa oder *Ess-Brech-Sucht* ist eine psychisch bedingte Essstörung. Die Betroffenen fallen nicht wie z. B. Magersüchtige durch ein starkes Untergewicht auf, denn sie sind meistens normalgewichtig und können auch übergewichtig sein. Bulimia nervosa tritt später im Leben auf als Magersucht, meistens nach der Pubertät, oder sie schließt sich an eine Magersucht an. Die Erkrankung bleibt oft längere Zeit unerkannt, weil die Betroffenen sie aus Scham verbergen. Essattacken (geplant und ungeplant) wechseln sich ab mit herbeigeführtem Erbrechen, Abführen oder Abtrainieren. Es kommt zu einem erheblichen Elektrolytverlust, und die Betroffenen leiden unter einer von der Magensäure zunehmend angegriffenen Speiseröhre und entsprechend zerstörten Zähnen.
Die Erfolgsquoten einer psychotherapeutischen Behandlung werden unterschiedlich eingeschätzt und liegen bei bis zu 45 %.

Colitis ulcerosa
Es handelt sich hier um eine Entzündung von Mastdarm und Dickdarm, die meistens im Mastdarm beginnt und sich von dort weiter

in Richtung Dickdarm ausbreitet. Die Erkrankung verläuft also „von hinten nach vorn“ (von anal nach oral). Die Entzündung beschränkt sich auf die Darmschleimhaut.
Die Ursachen dieser Erkrankung sind nach wie vor unbekannt, man geht von einer gesteigerten Immunreaktion gegenüber der Darmflora aus. Die Krankheit verläuft meistens in Schüben, bei denen Durchfälle, Darmblutungen und schmerzhafte Koliken im Vordergrund stehen. Die Behandlung dieser Krankheit gehört in die Hände eines Internisten oder Gastroenterologen.
Hilfreich für Betroffene ist die Deutsche Morbus Crohn/Colitis ulcerosa Vereinigung e. V. (DCCV).

Colon-Hydro-Therapie
Darmspülung mit einem geschlossenen System. Colon-Hydro-Therapie ist eine saubere und von vielen Menschen als angenehm empfundene Therapie, die sich besonders dann anbietet, wenn viele Nahrungsgifte, Medikamente und Toxine über Jahre zugeführt wurden. Sie wird eher von Heilpraktikern als von Ärzten angeboten.

Darmflora
Der Darm wird im Laufe des Lebens erst langsam mit Darmbakterien besiedelt. Beim neugeborenen Säugling ist er steril. Beim Erwachsenen hat er ungefähr 10-mal mehr Bakterien, als der Körper des Menschen Zellen hat. Inwieweit die Darmflora eines Erwachsenen überhaupt beeinflusst werden kann, ist umstritten. Allerdings hat sich gezeigt, dass Probiotika eine gute Wirkung auf Durchfälle hatten, welche durch die Einnahme von Antibiotika hervorgerufen worden waren. Auch in der Reizdarmtherapie zeigt sich oft, dass Pro- und Präbiotika bei einigen Patienten sehr günstig wirken bis zum kompletten Verschwinden der Symptomatik, solange die Mittel eingenommen werden.

Diabetes mellitus (Zuckerkrankheit)
„Honigsüßer Durchfluss“ oder auch „Zuckerdurchfall“. Diese Begriffe benennen das ursprünglich wahrgenommene Hauptsymptom: Zucker im Urin. Heute ist der Leitbefund zu viel Zucker im Blut.

Diabetes wird diagnostisch inzwischen sehr fein unterteilt, man unterscheidet 13 unterschiedliche Formen. Hier gehe ich nur auf die beiden bekanntesten Formen ein.

Diabetes Typ I mit den Untergruppen 1a und 1b:

Bei dieser Art des Diabetes zerstört das körpereigene Immunsystem selbst die insulinproduzierenden Betazellen in der Bauchspeicheldrüse – und das meist schon ab dem frühesten Kindesalter. Als Auslöser dieser Immunreaktion sind unter anderem sowohl die zu frühe Gabe von Kuhmilch als auch zu frühe glutenhaltige Breikost in der wissenschaftlichen Diskussion. Charakteristische Symptome beim Ausbruch von Diabetes Typ I sind ein nicht stillbares Durstgefühl, Müdigkeit, Kraftlosigkeit und ein starker Gewichtsverlust. Die Betroffenen benötigen eine lebenslange Insulintherapie.

Diabetes Typ II mit den Untergruppen 2a und 2b:

Der Körper produziert zwar Insulin, es kann aber an seinen Zielorten nicht richtig wirken (Insulinresistenz). Über viele Jahre gelingt es dem Körper, durch eine höhere Insulinproduktion diesen Mangel des Wirkungsgrades zu kompensieren, deshalb hatte diese Form früher den Namen „Altersdiabetes“ – sie trat vorwiegend im höheren Lebensalter auf. Es ist jedoch zunehmend zu beobachten, dass auch Kinder und Jugendliche vom Diabetes Typ II betroffen sind sowie Menschen in Entwicklungsländern, die durch wirtschaftlichen Aufschwung wohlhabender geworden sind und ihre Ernährung immer mehr dem westlichen Standard anpassen. Besonders betroffen ist in den letzten Jahren China.

Die Insulinresistenz ist eigentlich eine sinnvolle Einrichtung der Natur, da mit ihrer Hilfe in Hungerzeiten dafür gesorgt ist, dass die vorhandene Nahrung wesentlich besser ausgeschöpft wird („ein guter Futterverwerter“).

Gerade bei Kindern und Jugendlichen wird Diabetes Typ II häufig nicht rechtzeitig genug erkannt und nicht sinnvoll therapiert. Häufig gehen Adipositas und Diabetes Typ II Hand in Hand. In meiner Praxis habe ich die Erfahrung gemacht, dass Ernährung und Bewegung besonders langfristig die beste Wirkung haben.

Medikamente zu nehmen geht zwar schneller, führt aber auf lange Sicht nicht zu denselben befriedigenden Resultaten wie eine Umstellung der Lebensweise, die berücksichtigt, dass „gute Futterverwerter" im „Schlaraffenland" lernen dürfen, kürzer zu treten.

Diät

Der Begriff „Diät" wurde früher in dem Sinne benutzt, dass er „die Lebensweise" bezeichnete, ähnlich wie „Ayur-Veda" „die Lehre vom Leben" bedeutet. Heute bezieht sich „Diät" nur noch auf die Ernährung und ist Synonym für „spezielle Ernährungsformen".
Zu einseitige und strenge Diäten rufen einen Mangelzustand hervor, den der Körper auszugleichen sucht, da es seine Hauptaufgabe ist, das Überleben zu sichern. Jede Diät sollte deshalb individuell „maßgeschneidert" sein und Hand in Hand gehen mit Bewegung, Entspannung und auch einer Umgestaltung des Lebensalltags.

Dickdarm

Der Dickdarm ist der vorletzte Teil des Verdauungstraktes. Er beginnt direkt hinter dem Dünndarm und endet vor dem Mastdarm. Er ist ungefähr 1,5 m lang und hat anders als der Dünndarm keine Zotten.
Seine Aufgaben sind: die Pflanzenfasern in den Nahrungsresten, die bei ihm ankommen, aufzuschließen; den Stuhlbrei zu verdicken und das Wasser in den Körper zurückzuführen, bevor der Stuhl ausgeschieden wird.
Rotes Blut und Schleim im Stuhl deuten auf eine mögliche Erkrankung des Dickdarms hin.

Dünndarm

Der Dünndarm liegt zwischen Magen und Dickdarm und besteht aus 3 Teilen: Zwölffingerdarm, Leerdarm, Krummdarm.
Der gesamte Dünndarm ist etwa 4 m lang und wird durch die Dünndarmzotten auf eine Oberfläche von 125(!) m^2 erweitert. Im Dünndarm geschieht ein Hauptteil der Verdauung. Das heißt, die Nahrung wird aufgeschlossen und nach Kohlenhydraten, Eiweißen, Fetten, Vitalstoffen, Salzen und Wasser getrennt.
Die aufgeschlossenen Nahrungsbestandteile werden von der Darmwand resorbiert und von der Leber weiterverarbeitet. Für

diese Arbeit benötigt der Dünndarm täglich 7–9 Liter Wasser, die zum großen Teil vom Körper selbst zur Verfügung gestellt werden. Ferner bestreitet der Dünndarm einen großen Teil der körpereigenen Immunabwehr. Bei Erkältungen, die immer wiederkommen, bei Nahrungsmittelunverträglichkeiten, Allergien oder insgesamt einer Situation, in der man über lange Zeit nicht richtig gesund ist, sollte ursächlich eine Erkrankung des Dünndarms in Betracht gezogen werden.

Durchfall (Diarrhö)

Man spricht von Durchfall, wenn die Entleerungen häufiger als 3-mal am Tag stattfinden, wenn sie wässrig und nicht beherrschbar sind sowie wenn ein Schwächegefühl nach den Entleerungen eintritt.
Es gibt eine grobe medizinische Einteilung:
1. Durch Krankheitserreger bedingter Durchfall: Der Verlauf ist akut, und fast 90 % aller Durchfälle gehören in diese Kategorie. Ist die Infektion überwunden, verschwindet der Durchfall auch wieder.
2. Durch Unverträglichkeiten bedingter Durchfall, z. B. bei Zöliakie/Sprue oder Lactoseintoleranz. In diesen Fällen hören die Durchfälle auf, wenn man diejenigen Nahrungsmittel, die schlecht verdaut werden können, nicht mehr isst.
3. Bewegungsstörungen des Darmes (siehe „Reizdarm“). Diese Durchfälle haben immer auch mit dem enteritischen Nervensystem (s. u.) zu tun. Es kann sich ein chronischer Verlauf entwickeln.
4. Durchfälle aufgrund von Medikamentenmissbrauch, z. B. durch zu viele Abführmittel.

Weitere mögliche Ursachen für chronische Durchfälle, die ebenfalls der Abklärung durch einen Facharzt bedürfen, können sein:
- Stress;
- Nahrungsmittel oder Medikamente, die nicht vertragen werden;
- Funktionsstörungen der Schilddrüse, Bauchspeicheldrüse, Leber und Galle;
- entzündliche Prozesse im Darm selbst.

Durchfälle, die mit Blut, Schleim und/oder Fieber einhergehen, müssen sofort von einem Arzt behandelt werden. Sie können den Beginn einer schweren Krankheit signalisieren. Je schneller die

Krankheit zutreffend diagnostiziert wird, desto größer sind die Chancen, dass sie komplett ausheilt.

Enteritisches Nervensystem (ENS), „Bauchhirn“

Das enteritische Nervensystem – Teil des vegetativen (oder autonomen) Nervensystems – ist ein komplexes Geflecht aus Nervenzellen, das den gesamten Verdauungstrakt durchzieht (griech. *enteron* = „Darm“). In die Magen- und Darmwand eingebettet, steuert es die Verdauung. Es besitzt 4- bis 5-mal mehr Neuronen als das Rückenmark und ist mit dem Zentralnervensystem über den Nervus vagus verbunden. Das ENS reguliert die Darmbewegung, den mit Sekretion und Absorption verbundenen Ionentransport, den Blutfluss.

Einige Wissenschaftler vermuten, dass es tatsächlich „Bauchentscheidungen“ durch den Austausch zwischen Bauchhirn und Kopfhirn gibt.

Entgiftung

Der Begriff „Entgiftung“ stammt eigentlich aus der Humoralpathologie, die bis ins 19. Jahrhundert hinein praktiziert wurde, als die Ärzte noch daran glaubten, dass es Gifte im Körper gäbe, die z. B. durch Aderlass entsorgt werden müssten. Heute wird der Begriff gleichbedeutend mit *Entschlacken* benutzt und steht für eine Reihe von Verfahren, mit denen der Körper entlastet werden soll. Dazu zählen homöopathische Kuren, Fastenkuren oder Heilkräuterkuren. Alle diese Kuren sollten unbedingt ärztlich begleitet werden. Eine Fastenkur beispielsweise verlangt der Leber und den Nieren Höchstleistungen ab.

Im Alltag empfehle ich zur „Entgiftung“: Trinken Sie jeden Tag möglichst 1 Liter gut abgekochtes, heißes Wasser, und achten Sie auf Fett und Zucker, Alkohol und Nikotin. Damit haben Sie bereits viel getan, um sich nicht weiter zu „vergiften“.

Ernährung, gesunde

Eine gesunde Ernährung sollte auf 4 Pfeilern stehen:

1. Sie bekommt Ihnen ganz persönlich. Sie fühlen sich damit wohl, sind gesund, fit, normalgewichtig und begegnen Ihrem Alltag mit Freude und Kraft.
2. Sie ist „lebendig". Sie enthält vor allem frisches Gemüse und frisches Obst, am besten saisonal angepasst. Tiefgekühlte, aufgewärmte oder in der Mikrowelle zubereitete Nahrung sowie Fertigprodukte sind die Ausnahme.
3. Sie findet in Ruhe statt. Es gibt genug Zeit, um die Nahrungsmittel auszusuchen, zu kochen und zu essen – statt dass Sie in Eile, im Gehen, im Auto oder im Bus essen.
4. Sie ist – so weit wie möglich – regional. Das heißt, Ihre Lebensmittel sollten nicht lange unterwegs gewesen sein.

Erschöpfung

Wer lange Zeit jenseits der eigenen Grenzen lebt und agiert, der erschöpft nicht nur die körperlichen Kräfte, sondern auch die geistigen und seelischen. Die körpereigene Regulierung (siehe „Heilkraft, Homöostase"), die bestrebt ist, Balance und Heilung herzustellen, kommt mit dem Tempo, den Anspannungen und den Anforderungen nicht mehr mit. Krankheit ist die Folge. Die Ursache vieler chronischer Erkrankungen ist in einer körperlich-geistigen-seelischen Erschöpfung zu sehen. Geduld, Achtsamkeit, Umdenken sind nötig, um eine neue Lebensqualität zu gewinnen.

Fastenkur

Jede der unterschiedlichen Formen des Fastens sollte professionell begleitet werden, da der gesamte Stoffwechsel des Körpers durch die Prozesse, die angeregt werden, Höchstleistungen erbringen muss. Besonders hiervon betroffen sind Leber und Nieren. (Siehe auch unter „Entgiftung".)

Gastritis (Magenschleimhautentzündung)

Man unterscheidet 3 Typen:

Typ A: Autoimmunkrankheit, die 5 % aller Erkrankungen ausmacht.

Typ B: bakterielle Infektion, zumeist durch Helicobacter pylori. Diese Erkrankung ist mit etwa 85 % die häufigste Form der Gastritis. Sie lässt sich durch einen einfachen Atemtest nachweisen und sehr gut behandeln.

Typ C: durch Medikamente hervorgerufene Gastritis.

Eine Gastritis ist oft schwer zu diagnostizieren, weil die Schmerzen relativ hoch sitzen können und so ähnliche Symptome verursachen können wie eine Herzkrankheit. Der sicherste Weg ist die Biopsie, die ambulant in einer dafür ausgerüsteten gastroenterologischen Praxis durchgeführt werden kann und immer zu klaren Befunden führt.

Gluten

Gluten (lat. *gluten* = „Leim") heißt das Klebereiweiß in bestimmten Getreiden. Es ist für die Backeigenschaft des Getreides von zentraler Bedeutung. Gluten ist enthalten in: Roggen, Weizen, Gerste, Dinkel, Grünkern, Emmer, Einkorn, Kamut.

Glutenfreie Getreide (Mais, Hirse, Reis, Quinoa, Amarant, Soja) sind schwer backbar. Der Glutengehalt von Wildreis ist umstritten. Wildreis wird eigentlich dem Hafer zugerechnet. Hafer (und damit auch Wildreis) nimmt eine Sonderstellung ein, da sich die Aminosäuresequenzen von anderen Getreiden deutlich unterscheiden. In Deutschland wird Hafer im Rahmen der glutenfreien Ernährung nicht empfohlen. Gluten wird ferner gerne „versteckt" in Nahrungsmittelprodukten und Medikamenten eingesetzt: als Stabilisator, als Emulgator, als Trägerstoff für Medikamente und Aromen, als Geliermittel.

Die Deutsche Zöliakie-Gesellschaft hat hier Hervorragendes in Bezug auf die Kennzeichnungspflicht geleistet. Dennoch sollten Patienten, die stark von Zöliakie betroffen sind, sich nicht auf diese Kennzeichnung verlassen: Bleiben die Mengen unter einem bestimmten Mindestmaß, sind sie nicht kennzeichnungspflichtig. Auch „glutenfreie" Lebensmittel können Gluten enthalten und tragen dann nur den kleinen Vermerk: „Kann Spuren von Gluten enthalten." (Siehe auch „Zöliakie".)

Hashimoto-Thyreoditis

Autoimmunerkrankung, die zu einer chronischen Entzündung der Schilddrüse führt. Es gibt 2 Typen: eine Form, die mit der Vergrößerung der Schilddrüse einhergeht, und eine Form, die mit einer Atrophie (Verkleinerung) der Schilddrüse einhergeht.

Die Hashimoto-Thyreoditis ist die häufigste Autoimmunerkrankung beim Menschen und fast immer die Ursache für eine Schilddrüsen*unter*funktion. Die Ursachen der Erkrankung sind noch nicht geklärt, und neben schwer verlaufenden Viruserkrankungen zählt auch Stress zu den vermuteten Faktoren. Die Hashimoto-Thyreoditis ist nicht heilbar. Bei dem größten Teil der Erkrankten verläuft sie leicht und ist gut therapierbar.

Heilkraft, Homöostase

Das Leben selbst ist beständig darum bemüht, alle körperlichen, geistigen und seelischen Prozesse im Gleichgewicht zu halten. *Homöostase* heißt dieser Vorgang, durch den der Organismus seine Gesundheit unter den wechselnden Bedingungen der Umwelt aufrechterhält. Wir essen, wenn wir hungrig sind; wir trinken, wenn wir durstig sind; wir schlafen, wenn wir müde sind. Kranksein bedeutet nichts anderes, als dass der Körper sich Raum nimmt, um zu heilen; sich Raum nimmt, um Energien zu sammeln, um wieder ausgleichend arbeiten zu können.

Wie Sie selbst Ihre Krankheit *wahrnehmen,* ist aus Sicht der Lebensenergie und Lebenskraft und somit für Ihren Heilungsprozess wichtiger als wie die Krankheit *heißt.* Denn in Ihrer Wahrnehmung der Krankheit benennen Sie oftmals bereits das Defizit, das der Körper Ihnen durch das Symptom anzeigt. Häufig steht das diagnostizierte Symptom am Ende einer Kette von Symptomen, die mit schulmedizinischen Methoden nicht nachverfolgbar ist. So mag die Diagnose z. B. „Diabetes" lauten – wenn man jedoch die Kette geduldig und in Ruhe zurückverfolgt, dann gab es Stress, Überlastung, Enttäuschung, eine zerbrochene Liebe, einen Verlust; darauf folgte Unachtsamkeit in der täglichen Ernährung, Ignorieren der eigenen Bedürfnisse; und so setzte sich die Entwicklung fort.

Homöostase bedeutet auch: dem Körper, dem Geist und der Seele zu vertrauen und ihre Arbeit liebevoll zu stützen, so dass sie den Weg hinaus aus dieser langen Kette von Symptomen mit eigener Kraft finden.

Immunsystem

Das Immunsystem ist ein komplexes Netzwerk im Körper. Zu seinen Aufgaben gehört unter anderem die Abwehr von körperfremden Erregern, aber auch die Zerstörung entarteter körpereigener Zellen. Mechanische Verteidigungslinien bilden die Haut, die Schleimhäute, die Mundhöhle, die Atemwege, der Magen und die Magensäure sowie die bakterielle Besiedlung im Darm (Darmflora) und der regelmäßige Abtransport aller nicht verwendbaren Stoffe durch Darm und Blase.
Heutzutage vermutet man, dass Stress, Depressionen und andere seelische Erkrankungen einen großen Einfluss auf das Immunsystem haben. Damit das Immunsystem auf Dauer gesund bleibt, benötigt es nicht nur gesunde Ernährung, sondern auch Bewegung, Stressabbau, ausreichenden Schlaf, möglichst keine Gifte in Form von Medikamenten, Zigaretten, Alkohol etc. Auch Hypnotherapie hat sich in einigen Fällen zur Stärkung des Immunsystems bewährt. Erkältungen, die einmal im Jahr auftreten, oder auch virusbedingte Magen-Darm-Krankheiten sind ein „Trainingsplatz“ für das Immunsystem. Starke, schnelle Reaktionen zeigen ein gesundes Immunsystem an. Wenn sich jedoch Krankheit an Krankheit reiht und man gar nicht so recht auf die Beine kommen kann, dann sollten Sie Ihren Arzt aufsuchen und auch Ihren Dünndarm genauer untersuchen lassen.

Innere Stimme

Auch innerer Heiler, innerer Experte oder inneres Kind. Es handelt sich um die Instanz, aus der unser Leben entstanden ist, die sich „darum kümmert“, dass wir den nächsten Atemzug tun, und die sehr genau weiß, was uns guttut und was nicht. Sie ist der heilende Pol gegenüber dem „inneren Schweinehund“, der gerne faul in der Ecke liegt und eher destruktiv wirkt. Die Verbindung mit der inneren Stimme zeigt sich durch inneren Frieden und Liebe. Was die innere Stimme Ihnen rät, tut Ihnen wohl und unterstützt Ihre Selbstheilung.

Lactoseintoleranz
Siehe „Milch“.

Lebensmittel mit wärmender Thermik
Getreide: Hafer, Grünkern
Kräuter: Basilikum, Estragon, Ingwer, Kardamom, Koriander, Kümmel, Liebstöckel, Majoran, Muskat, Oregano, Rosmarin, Wacholderbeeren
Obst: Holunder, Sultaninen, Rosinen, getrocknete Aprikosen
Gemüse: Rosenkohl, Kürbis, Fenchel, Porree, Meerrettich und Zwiebeln
Nüsse
Wild

Leber
Die Leber ist die Chemiefabrik des Körpers. 500 Umbauprozesse und mehr laufen in den Leberzellen ab. Pro Stunde fließen 90 Liter Blut durch die Leber. Aufgaben der Leber sind: Entgiftung; Speichern von Glykogen, Fetten und Vitaminen; Produktion von körpereigenen Eiweißstoffen.
Stützen und Stärken der Entgiftungsfunktion:
• Löwenzahntee; Saft aus Zitrusfrüchten; heißes, klares Quellwasser;
• Spaziergänge an frischer Luft in angenehmem Tempo, bei jedem Wetter (Sauerstoff, Licht und tiefe Atmung durch die Bewegung);
• ausreichend schlafen und vor allem dabei entspannt liegen;
• immer wieder mal vom Schreibtisch aufstehen und entweder hinlegen (entspannen und tief atmen) oder entspannt gehen bzw. laufen;
• *Leberwickel:* Dafür brauchen Sie 1 Waschlappen, 1 Wärmflasche und 1 Handtuch. Auf warme Füße achten. Den Waschlappen mit heißem Wasser nass machen und sorgfältig auswringen.

Ins Bett legen, den heißen Waschlappen auf die Leber legen, die Wärmflasche darüberlegen, und mit dem Handtuch alles abdecken. 20 Minuten entspannt ruhen. Dann den Waschlappen wegnehmen und noch einmal 20 Minuten trocken nachruhen.

Magen

Der Magen ist ein Hohlorgan, das von Muskeln umgeben ist. Er ist mit einer Magenschleimhaut ausgekleidet und produziert Eiweiß spaltende Enzyme. Im Ruhezustand stellt er 10 ml Magensaft her, bei Nahrungsaufnahme kann er die Produktion bis auf 1 Liter „hochfahren".

Der saure, aggressive Magensaft soll den Körper vor Infektionen schützen und tötet Bakterien effektiv ab. Daher ist es auch sehr fraglich, inwieweit bestimmte Nahrungszusatzstoffe, z. B. probiotische Joghurts, diesen „Schutzwall" unzerstört passieren können. Forscher der Stanford University konnten 2006 nachweisen, dass die Flora des Magens sehr viel komplexer ist, als bisher angenommen wurde.

Ein gut gepflegter Magen sorgt dafür, dass 1–3 Mahlzeiten am Tag gleichmäßig dem Darm zugeführt werden. Ist der Magen überlastet (z. B. durch zu große, zu heiße, zu kalte, zu unregelmäßige Mahlzeiten), hat das auch Auswirkungen auf den Darm.

(Siehe auch „Gastritis".)

Magersucht

Siehe „Anorexia nervosa".

Makrobiotik

Die moderne Makrobiotik geht auf die Lehren des Japaners Georges Ohsawa zurück und wurde im Rahmen der New-Age-Bewegung bekannt. Es ist mittlerweile nachgewiesen, dass makrobiotische Ernährung – über längere Zeit durchgeführt – zu einer schweren Mangelernährung führt. Dies hat sich auch in meiner Praxis bestätigt.

Milch
Der weitaus größte Teil der erwachsenen Weltbevölkerung verträgt keine Milch sowie auch viele Milchprodukte nicht. (Schätzungen liegen zwischen 80 und 90 %.) Nur im Darm des Säuglings sind ausreichende Mengen des Enzyms Lactase vorhanden, um den Milch*zucker* (Lactose) aus der Milch spalten und somit verdauen zu können. Vielen Menschen, vor allem Erwachsenen, fehlt dieses Enzym. Gelangt der Milchzucker ungespalten in den Dickdarm, führt das zu Blähungen, Übelkeit, abdominalen Schmerzen, Durchfall, Verstopfung. Es werden große Mengen von schädlichen Gasen gebildet, die zum Teil auch über die Lunge entsorgt werden. Patienten haben oftmals eine längere Ärzte-Odyssee hinter sich – wegen unterschiedlichster Beschwerdebilder: allergische Symptome, asthmatische Beschwerden, Nierensteine, Darmerkrankungen, Hauterkrankungen, Herz-Kreislauf-Erkrankungen, Rheuma. Ein Test auf Lactoseintoleranz (Milchzuckerunverträglichkeit) ist leicht in der Hausarztpraxis durchzuführen. Bei einer vorliegenden Intoleranz lohnt es sich auch, bei Nahrungsmittelprodukten darauf zu achten, ob Lactose zugesetzt wurde. Problematisch ist auch das Milch*eiweiß,* das häufig nicht vertragen wird, sowie die Milch*hormone.* Weltweite Langzeitstudien ergaben, dass z. B. in Ländern, in denen traditionell sehr viel Milch konsumiert wird, Erkrankungen wie Brustkrebs, Diabetes (Typ I und II) oder Multiple Sklerose signifikant häufiger sind als in Ländern, in denen Milch traditionell nicht Teil der Ernährung eines erwachsenen Menschen ist.

Morbus Crohn (Enterocolitis regionalis)
Morbus Crohn ist eine entzündliche Krankheit, die den gesamten Verdauungstrakt von der Mundhöhle bis zum After betreffen kann. Bevorzugt befallen ist der untere Dünndarm (etwa 40 % aller Erkrankten). Meistens verläuft Morbus Crohn in Schüben. Die Erkrankungsrate nahm in den letzten 20 Jahren stark zu. Am häufigsten betroffen sind junge Erwachsene zwischen der Pubertät und dem Beginn des 40. Lebensjahres – Männer und Frauen zu gleichen Teilen. Die früher vermutete Kausalkette von der Ernährung bis zur Erkrankung hat sich als nicht haltbar erwiesen. Es

wurde jedoch ein Zusammenhang mit dem Rauchen belegt: Raucher erkranken mehr als doppelt so häufig an Morbus Crohn wie Nichtraucher. Unklares, auch länger andauerndes Fieber, unklare Bauchschmerzen mit Durchfällen, Gewichtsverlust, Übelkeit und Erbrechen, aber auch Gelenkschmerzen und Hautausschläge können als Symptome auftreten.
Eine Ultraschalluntersuchung des Bauches sowie Laboruntersuchungen auf Entzündungsparameter und gegebenenfalls eine Biopsie können Klarheit schaffen. Feldenkrais, Autogenes Training und Progressive Muskelentspannung nach Jacobson, sowie MBSR nach Jon Kabat-Zinn haben sich in der Therapie bewährt.

Nähren, ganzheitliches
Ganzheitliches Nähren beinhaltet neben lebendigen Nahrungsmitteln (saisonale Lebensmittel aus der Region, keine Tiefkühlkost, keine Mikrowelle) auch Bücher, Musik, Gespräche, Menschen, Tätigkeiten und Hobbys, die Sie bereichern und Ihnen Freude machen. Aber auch ein Sonnenbad oder ein Winterspaziergang gehören dazu. Alles, was Sie richtig „auftanken" lässt, ist „Nahrung".

Nahrungsmittelenergien
Kühlende Wirkung: Weizen, Buchweizen, Gerste, Kichererbsen, Kohl, Salate, Kresse, Sauermilchprodukte, Zitrusfrüchte, Äpfel, Apfel- und Birnensaft, Salbeitee, Melissentee, Malventee.
Wärmende Wirkung: Hafer, Grünkern, Rosenkohl, Kürbis, Fenchel, Porree, Meerrettich, Zwiebeln, Basilikum, Estragon, Ingwer, Kardamom, Koriander, Kümmel, Liebstöckel, Majoran, Muskat, Oregano, Rosmarin, Wacholderbeeren, Holunder, Sultaninen, Rosinen, getrocknete Aprikosen, fast alle Nüsse, Wild. (Mehr dazu finden Sie im *Winter*-Kapitel, Abschnitt *Achtsamkeit.*)

Nahrungsmittelunverträglichkeit
Jedes Nahrungsmittel birgt das Risiko in sich, dass es individuell nicht vertragen werden kann. Die „üblichen Verdächtigen" – wie z. B. Milch und Ei, Nüsse und Hefe – aus der Ernährung wegzulassen, kann zwar manchmal helfen. Sinnvoller ist es jedoch, einen

umfangreichen Test beim Arzt zu machen, bevor man mit Diäten experimentiert. Es gibt unterschiedliche Institute mit unterschiedlichen Angeboten. Um klare Ergebnisse zu bekommen, muss differenziert getestet werden. Nur Nahrungsmittelgruppen (z. B. alle Nüsse) zu testen, reicht nicht aus. Lassen Sie sich von Ihrem Hausarzt beraten. In meiner Praxis empfehle ich den ImuPro-Test, der von einem Arzt durchgeführt werden muss.

Neubeginn, Zellerneuerung

Damit der Körper leben kann, bildet er im Sekundentakt Zellen neu. Wie schnell Zellen neu gebildet werden und wie lange sie leben, ist sehr unterschiedlich. Es gibt Zellen, die nur ein paar Stunden leben, und es gibt einige wenige Zellen, die uns durch unser ganzes Leben begleiten. Beispiel Dünndarmschleimhaut: In einem Zeitraum von 2 Tagen bis zu einer Woche hat sich die gesamte Schleimhaut einmal erneuert.

Probiotischer Joghurt

Probiotische Joghurts enthalten Keime, die auch im Darm vorkommen. Die Idee ist, dass diese Keime aus dem Joghurt sich im Darm ansiedeln sollen, um so die Abwehrkräfte zu stärken. Ob das funktionieren kann, ist umstritten, denn der Joghurt muss vorher die Schranken aus Magen- und Gallensäure überwinden. Fachleute nehmen an, dass höchstens 10 % der Keime überleben. Die Zeitschrift „Ökotest“ stellte fest, dass probiotische Joghurts meist viel Zucker enthalten.

Reizdarm (Reizdarmsyndrom – RDS, Irritable Bowel Syndrome – IBS)

Die Symptome sind sehr vielfältig und können vereinzelt oder in beliebigen Kombinationen auftreten:

• Schmerzen, Krämpfe und Missempfindungen im gesamten Bauchbereich, die sich nach dem Stuhlgang bessern;

• Blähungen und Überblähung;

• Veränderung der Stuhlentleerung in Frequenz (Häufigkeit) und/oder Konsistenz (hart, breiig, wässrig);

- mühsame Passage, gesteigerter Stuhldrang, Gefühl der inkompletten Entleerung, Schleimabgang;
- psychische Beschwerden wie Angst, Depression, Konzentrationsschwierigkeiten, Schlafstörungen;
- Kopfschmerzen, Migräne, Rückenschmerzen, Abgeschlagenheit.

„Reizdarm“ ist eine der häufigsten Fehldiagnosen! Denn ein Reizdarmsyndrom verursacht ähnliche Beschwerden wie viele ernsthafte Darmerkrankungen, z. B. Entzündungen des Darms. Bevor also die Diagnose „Reizdarm“ sicher steht, heißt es deshalb unbedingt: organische Erkrankungen des Magen-Darm-Traktes gründlich ausschließen! Der Reizdarm ist keine schwere Erkrankung. Aber die Auswirkungen können die Lebensqualität erheblich beeinträchtigen.

Viele Patienten können sich nicht sehr weit von der nächsten Toilette entfernen, können nicht mit Freunden essen gehen, sind zum Teil nicht mehr in der Lage, ihren Beruf auszuüben. Subjektiv empfundener Stress verschlimmert die Beschwerden. Untersuchungen gehen davon aus, dass 10–15 % aller Menschen in der westlichen Welt vom Reizdarmsyndrom betroffen sind.

Die Erkrankung ist chronisch und bis heute durch Medikamente nicht heilbar. Besonders fatal: Weil keine organischen Ursachen auf das RDS hinweisen, haben Ärzte es schwer, eine Diagnose zu finden. Das führt häufig auch dazu, dass die Betroffenen von ihrer Umgebung als Hypochonder abgestempelt werden.

Selbstbewusstsein, Selbst-bewusst-Sein

Ein Begriff, der in vielen Kontexten und häufig in verschiedenen Bedeutungen gebraucht wird. In diesem Buch wird Selbstbewusstsein als Prozess verstanden: Es geht um die Übung, sich seiner selbst, seiner Handlungen, seiner Gedanken und seiner Gefühle *bewusst* zu werden – also bewusst zu beobachten, wahrzunehmen und zu reflektieren. Diese bewusste Wahrnehmung seiner selbst braucht Achtsamkeit und oftmals Übung. Sie führt zu selbstbewussten Entscheidungen und einer selbstbewussten Lebensführung, die sich an dem eigenen Wohlfühlen und den eigenen Bedürfnissen orientiert. (Mehr dazu finden Sie im *Winter*-Kapitel, Abschnitt *Selbstbewusstsein.*)

Selbstwahrnehmung

Selbstwahrnehmung (oder Eigenwahrnehmung) findet auf unterschiedlichen Ebenen statt:

1. In der Kindheit gab es Prägungen, vor allem durch die Eltern. Die Art und Weise, wie Eltern auf ihr Kind reagieren und mit ihm kommunizieren, prägt eine Ebene der Eigenwahrnehmung.
2. Die zweite Ebene ist eine rein sinnliche: riechen, schmecken, hören, sehen, tasten. Ob etwas z. B. als „zu heiß", „zu kalt" oder „zu scharf" wahrgenommen wird, ist individuell unterschiedlich.
3. Drittens gibt es ein Wechselspiel zwischen der Eigen- und Fremdwahrnehmung: Wie nimmt der Betroffene seine Umgebung wahr? Wie wird er durch die Umgebung wahrgenommen? Welches Feedback erhält er von seiner Umgebung? Dieses Wechselspiel prägt eine weitere Ebene der Eigenwahrnehmung.
4. Die vierte Ebene ist die Selbstbeobachtung. Auf dieser Ebene ist z. B. die Feldenkrais-Methode sehr hilfreich, um die Eigenwahrnehmung zu etablieren und/oder zu erweitern, oder eine gesprächsorientierte psychotherapeutische Begleitung nach Carl Rogers, bei der die eigene Befindlichkeit gespiegelt wird.

Eine bewusste Selbstwahrnehmung ist für den Heilungsprozess ein wichtiger Faktor.

Sprue, einheimische

Siehe „Zöliakie".

Sprue, tropische

Die Ursachen der tropischen Sprue sind nach wie vor unbekannt. Man spricht sowohl von Keimen als auch von Parasiten, die als auslösende Faktoren in Frage kommen.

Die Krankheit ist in weiten Teilen Asiens verbreitet – bis zu 90 % der einheimischen Bevölkerung sind betroffen. Bei einer schweren Erkrankung wird eine Diät wie bei der Zöliakie eingesetzt: kein Gluten, meistens auch keine Milch. (Siehe auch „Zöliakie".)

Stress, Stressabbau

Stress ist ein subjektiv empfundener Zustand. Der Betroffene erwartet, dass er entweder real oder in seiner Vorstellung *nicht* in der Lage sein wird, bestimmten Situationen ausreichend gerecht werden zu können.

Es gibt unzählige Stressfaktoren. Zu den wichtigsten zählen: zu wenig Schlaf, Schichtdienste; chronische Konflikte, die nicht gelöst werden können; chronischer Zeitmangel; Mobbing; Armut; Krankheit und Schmerzen. Gerade für Magen- und Darmpatienten haben sich drei Methoden hervorragend bewährt, um *Stress abzubauen:*

- Progressive Muskelentspannung nach Jacobson
- Autogenes Training
- MBSR nach Jon Kabat-Zinn

Die Methoden sollten nicht im Selbststudium erlernt werden. Viele Ärzte und Psychotherapeuten bieten Kurse an.

Stuhlgang

Ein gesunder Stuhlgang ist individuell. Es gibt Menschen, die gehen einmal alle 3 Tage auf die Toilette. Es gibt Menschen, die gehen dreimal am Tag auf die Toilette. Und es gibt alles dazwischen. Wichtig ist, dass Sie Ihren Rhythmus kennen und sich mit diesem Rhythmus wohlfühlen. Stuhlgang, der schmerzhaft ist, blutig, schleimig, mit dem Abgang von sehr viel Winden verbunden, der sehr unregelmäßig oder mit Schwächegefühl und Schweißausbrüchen verbunden ist, ist ein Thema für Ihren Hausarzt und Ihren Ernährungsberater.

Tee

Kräutertee hat immer eine Wirkung. Jedes Kraut ist ein Heilkraut – das heißt, es hat eine Wirkung. Nicht nur in China ist es eine hohe Kunst, eine Teemischung herzustellen. Dort wird sie für jeden einzelnen Patienten speziell zusammengestellt.

Fertige Teemischungen haben jedoch zunehmend den Markt erobert, und die Ansicht ist sehr verbreitet, dass sie in jedem Fall gesund wären. Das muss jedoch nicht sein. Wer empfindlich ist, sollte Kräu-

tertees in Maßen genießen (1–3 Tassen pro Tag, mehr nicht) und aufpassen, dass sie am besten jeweils nur ein Kraut enthalten.
Ihren Flüssigkeitsbedarf decken Sie am besten mit gut abgekochtem, heißem Wasser.

Verstopfung (Obstipation)
Hinter chronischen Verstopfungen können andere Krankheitsbilder stehen, die häufig als solche nicht wahrgenommen werden, wie z. B. eine Schilddrüsenunterfunktion oder eine kranke Leber. Die Verstopfung selbst wiederum kann zu weiteren Symptomen führen, beispielsweise zu Kopfschmerzen oder Migräne. Nur wenige Mittel gegen Verstopfung sind unbedenklich, und es sind sogar gerade einige Heilpflanzen, z. B. Sennesblätter(-tee), die im Falle von Verstopfung den Darm reizen und langfristig schädigen können. Wer Abführmittel nehmen möchte, sollte zu Flohsamenschalen greifen und außerdem auf viel Flüssigkeit, auf Bewegung und ballaststoffreiche Ernährung achten. Auf jeden Fall sind eine ärztliche Untersuchung und Ernährungsberatung sehr zu empfehlen.

Wut
Unter der Wut liegt ein hartes inneres Bewertungssystem, das den eigenen Ausdruck nur in „korrigierter" Form zulässt. Das heißt: Viele Emotionen und Bedürfnisse werden unterdrückt.
Psychologen gehen davon aus, dass unterdrückte Wut die häufigste Ursache für Depressionen, Essstörungen und Sucht ist – auch für Sucht nach bestimmten Nahrungsmitteln, die für den eigenen Körper eine zerstörende Wirkung haben. Wird die Wut gewandelt, so kommt ein großes kreatives Potential zum Vorschein, das sich nach außen Ausdruck geben möchte.
So bedeutet Heilung: den eigenen Ausdruck zu finden.

Zellerneuerung
Siehe „Neubeginn".

Zöliakie (einheimische Sprue, gluteninduzierte Enteropathie)
Bei Kontakt mit Gluten (siehe „Gluten“) entsteht eine Entzündung im Dünndarm, die mit einer Zerstörung der Dünndarmepithelzellen einhergeht. Es entsteht eine Mangelernährung, da nicht mehr genug Nährstoffe aufgenommen werden können. Die Symptome zeigen sich vielfältig: Gewichtsverlust, unklare Bauchschmerzen, Durchfall, Müdigkeit, Abgeschlagenheit, aber auch Gelenkschmerzen, verschlechterte Nachtsicht und vieles mehr. Leider haben viele Hausärzte darüber kein Fachwissen, da bis vor wenigen Jahren noch der Glaube galt, dass diese Krankheit im Prinzip nur in der frühen Kindheit auftreten würde und immer erblich bedingt wäre. Doch die Zahl der entdeckten Späterkrankungen nimmt von Jahr zu Jahr drastisch zu, was ganz sicher auch daran liegt, dass immer mehr junge Ärzte auch bei Erwachsenen genauer hinsehen, ob eine Sprue (so wird Zöliakie im Erwachsenenalter oft bezeichnet) vorliegen könnte.
Eine erste Maßnahme in der Arztpraxis ist meistens ein Test auf Antikörper gegen Gliadin. Aussagekräftiger und eindeutiger ist jedoch der histologische Befund mit Hilfe einer Biopsie. Diese kann nur in einer gastroenterologischen Praxis oder im Krankenhaus durchgeführt werden.
Die Häufigkeit von Zöliakie ist in verschiedenen Ländern unterschiedlich. In Deutschland zeigten Screeninguntersuchungen, dass jeder 500. Einwohner Antikörper besitzt. Aus dieser Gruppe bildet jeder Zehnte im Laufe seines Lebens ein Vollbild der Krankheit aus.

Literatur

Melody Beattie, *Mut zur freien Entscheidung. Das Leben selbst gestalten,* Heyne, 2004

Paul Bocuse, *Das Paul Bocuse Standardkochbuch,* Heyne, 1995

Edward Espe Brown, *Das Lächeln der Radieschen. Zen in der Kunst des Kochens,* dtv, 2002

Julia Cameron, *Der Weg des Künstlers. Ein spiritueller Pfad zur Aktivierung unserer Kreativität,* Droemer Knaur Mens Sana, 2009

Ruediger Dahlke & Robert Hößl, *Verdauungsprobleme. Be-Deutung und Chance von Magen- und Darmsymptomen,* Droemer Knaur Mens Sana, 2001

Deutsche Morbus Crohn und Colitis ulcerosa Vereinigung e. V. (Hrsg.), *Morbus Crohn – Colitis ulcerosa: Damit komm ich klar. Die Basic-Infos, um so zu leben, wie ich will,* Trias, 2004

Moshé Feldenkrais, *Bewußtheit durch Bewegung. Der aufrechte Gang,* Suhrkamp, 2008

Daniel Goleman (Hrsg.), *Die heilende Kraft der Gefühle. Gespräche mit dem Dalai Lama über Achtsamkeit, Emotion und Gesundheit,* dtv, 2000

Byron Katie & Michael Katz, *Ich brauche Deine Liebe – stimmt das? Liebe finden, ohne danach zu suchen,* Goldmann Arkana, 2005

Byron Katie & Stephen Mitchell, *Lieben was ist. Wie vier Fragen Ihr Leben verändern können,* Goldmann Arkana, 2002

Nora Kircher, *Leben ohne Gluten. Ratgeber für Zöliakie, Sprue und Getreideallergie – Mit über 100 Rezepten,* Oesch, 2005

Wolfgang Kruis & Anne Iburg, *Reizdarm – Endlich Ruhe im Bauch durch richtige Ernährung,* Trias, 2004

Wolfgang Lutz, *Leben ohne Brot. Die wissenschaftlichen Grundlagen der kohlenhydratarmen Ernährung,* Informed, 2004

Maria Rollinger, *Milch besser nicht,* Jou, 2007

Susann Sontag, *Kennen Sie Ihren Weg? Über die Kunst, den eigenen Weg zu gehen,* Lebensschritte, 2013

Susann Sontag, *Schreiben Sie Ihr Lebensdrehbuch neu – Ein Lese- und Übungsbuch,* Lebensschritte, 2014

Volker Schmiedel, *Verdauung! 99 verblüffende Tatsachen. Endlich Klarheit: Reizdarm – die häufigste Fehldiagnose,* Trias, 2008

Paul Watzlawick, *Anleitung zum Unglücklichsein,* Piper, 2009

Mehr Buchtipps – zu denen auch immer wieder Neuerscheinungen hinzugenommen werden – finden Sie hier:
www.selbstvertrauen-info.de/lese-tipps

Hilfreiche Adressen

Deutsche Morbus Crohn/Colitis ulcerosa Vereinigung e. V. (DCCV)
www.dccv.de
info@dccv.de
Bundesgeschäftsstelle:
Inselstraße 1
10179 Berlin
Tel.: 030 2000392 0
Fax: 030 2000392 87

Deutsche Zöliakie-Gesellschaft e. V. (DZG)
www.dzg-online.de
info@dzg-online.de
Deutsche Zöliakie-Gesellschaft e. V. (DZG)
Kupferstr. 36
D 70565 Stuttgart
Telefon: 0711 / 45 99 81 – 0
Fax: 0711 / 45 99 81 – 50

Dt. Reizdarmselbsthilfe e. V.
Gemeinnütziger Verein
www.reizdarmselbsthilfe.de
info@reizdarmselbsthilfe.de
Postfach 70 02 18
60552 Frankfurt am Main
Tel: 069-713 77886
Fax: 069-713 77886

Biovis' Institut für naturheilkundliche Diagnostik und Präventivmedizin GmbH
www.biovis.de
info@biovis.de
Justus-Staudt-Straße 2
65555 Limburg
Tel.: 06431 212480

Tests auf Nahrungsmittelunverträglichkeiten:

Evomed MedizinService GmbH
evomed.com
service@ctl-labor.de
CTL und Ortholabor GmbH
Reißstraße 1
64319 Pfungstadt
Telefon: 06151 / 666 80 00
Fax: 06151 / 666 80 01

Feldenkrais-Lehrer:

Feldenkrais-Verband Deutschland e. V.
www.feldenkrais.de
info@feldenkrais.de
Jägerwirtstraße 3
81373 München
Tel.: 089 12021250

„The Work" / Byron Katie
www.thework.com
(Suche nach zertifizierten Begleitern in Deutschland: deutsche Flagge anklicken; anschließend „Begleiter")

Autogenes Training:

Deutsche Gesellschaft für Ärztliche Hypnose und Autogenes Training e. V. (DGAEHAT)
www.dgaehat.de
Postfach 1365
41436 Neuss
Tel.: 02131 463370

MBSR Verband
www.mbsr-verband.org
kontakt@mbsr-verband.org
Muthesiusstr. 6
D-12163 Berlin
Tel. 0 30 - 79 70 11 04
Fax 0 30 - 79 70 28 86

Service

Übungs-CD

Gemeinsam mit Matthias Nordmeyer haben wir für Sie die Übungen dieses Buches auf eine CD gebracht. So lassen sich die Übungen begleitet und geführt von der angenehmen Stimme leichter durchführen.
Die CD *„Wenn das Leben auf den Magen schlägt"* können Sie direkt bei mir bestellen unter: info@lebensschritte.com

Persönliches Ernährungsprofil

Das hier im Buch erwähnte persönliche Ernährungsprofil können Sie direkt bei mir anfragen unter: info@lebensschritte.com

Dank

Niemand ist eine Insel, und wir danken den vielen forschenden und schreibenden Menschen, die uns mit ihren Ideen und Erkenntnissen inspiriert haben.
Meinen Klientinnen und Klienten bin ich dankbar, dass sie mich an ihren Prozessen teilhaben ließen, mich auf ihren Wegen mitnahmen und so dieses Buch überhaupt erst möglich gemacht haben. Besonderer Dank an Ana und Michael, die uns ihre ganz private Geschichte gaben.
Für die Unterstützung und Begleitung im Prozess des Schreibens danken wir besonders unserer Familie sowie unserer Agentin Swantje Steinbrink, die die erste Auflage dieses Buches beim Droemer Knaur Verlag initiierte.
Sarah Waltermann und Inken Sontag danken wir fürs Lesen, Kommentieren und Nachkochen der Rezepte. Rita Halbauer und Rasmus Prieß danken wir für wirtschaftlich-technische Unterstützung und Ermutigung. Matthias Nordmeyer danken wir fürs Probelesen und -sprechen und für die spontane Zustimmung, der Übungs-CD seine wundervolle Stimme zu geben.
Die überarbeitete Auflage mit neuem Titel wurde in die bewährten Hände von Corinna Rindlisbacher und ihrem Team www.ebokks.de gelegt.

Weitere Bücher von Susann Sontag

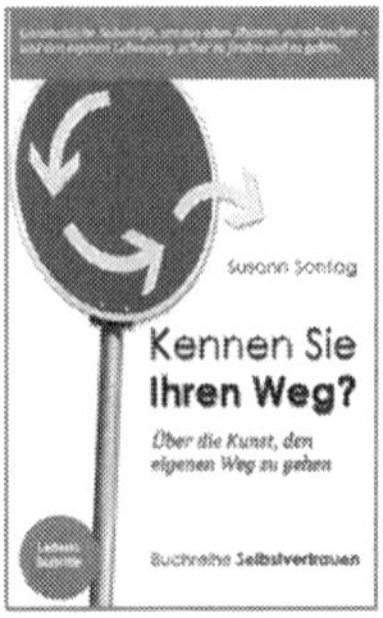

210 Seiten
Taschenbuch, 14,95 €
ISBN 978-3-9815884-0-8
auch als eBook erhältlich

Kennen Sie Ihren Weg?

Über die Kunst, den eigenen Weg zu gehen.

Ganzheitliche Selbsthilfe, um aus alten Mustern auszubrechen – und den eigenen Lebensweg sicher zu finden und zu gehen.

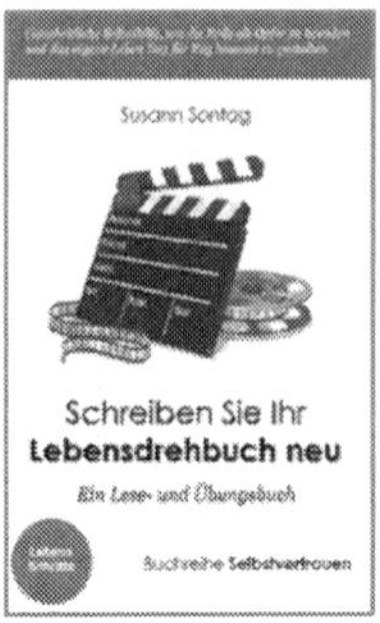

124 Seiten
Taschenbuch, 9,95 €
ISBN 978-3-9815884-5-3
auch als eBook erhältlich

Schreiben Sie Ihr Lebensdrehbuch neu

Ein Lese- und Übungsbuch

Ganzheitliche Selbsthilfe, um die Rolle als Opfer zu beenden und das eigene Leben Tag für Tag bewusst zu gestalten

Weitere Bücher aus dem LebensSchritte Verlag

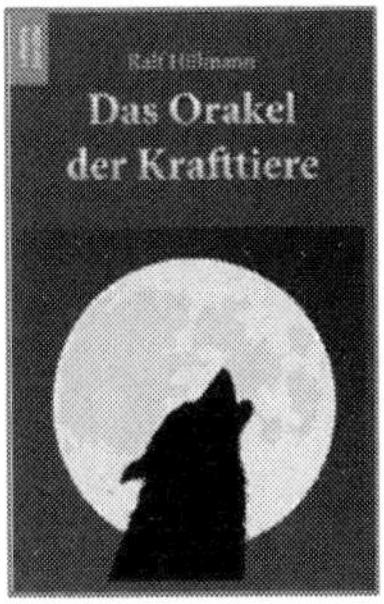

206 Seiten
Taschenbuch, 9,95 €
ISBN 978-3-9815884-2-2
auch als eBook erhältlich

Das Orakel der Krafttiere
170 Krafttiere und ihre unterstützenden Botschaften
von Ralf Hillmann

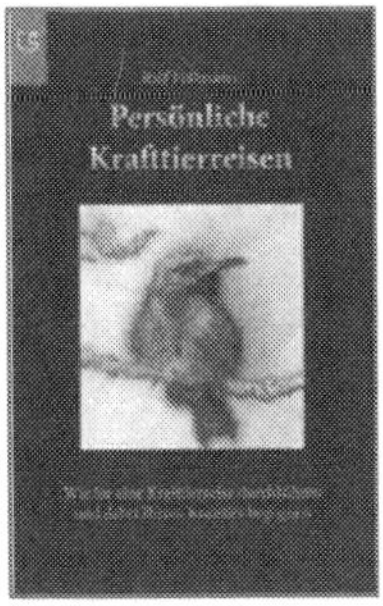

102 Seiten
Taschenbuch, 9,95 €
ISBN 978-3-9815884-7-7
auch als eBook erhältlich

Persönliche Krafttierreisen
Wie Sie eine Krafttierreise durchführen und dabei Ihrem Krafttier begegnen
von Ralf Hillmann

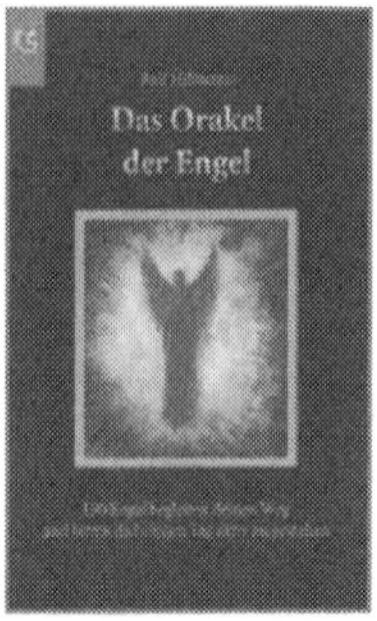

180 Seiten
Taschenbuch, 12,95 €
ISBN 978-3-945494-00-4
auch als eBook erhältlich

Das Orakel der Engel

150 Engel begleiten deinen Weg und bitten dich, jeden Tag aktiv zu gestalten

von Ralf Hillmann

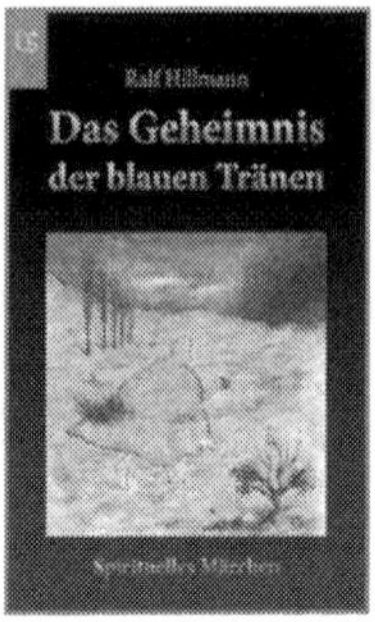

48 Seiten
Taschenbuch, 3,95 €
ISBN 978-3-945494-03-5
auch als eBook erhältlich

Das Geheimnis der blauen Tränen

Die berührende Geschichte über ein kleines Geistwesen, das daran glaubte, ein Engel zu sein

von Ralf Hillmann

35194152R00128

Printed in Poland
by Amazon Fulfillment
Poland Sp. z o.o., Wrocław